Alkoholsucht Bekämpfen

Für ein neues Leben ohne Alkohol! Der Ratgeber mit individuellem Selbsttest, Anleitung für den Alkoholentzug & gratis Beratung für Alkoholiker & Angehörige

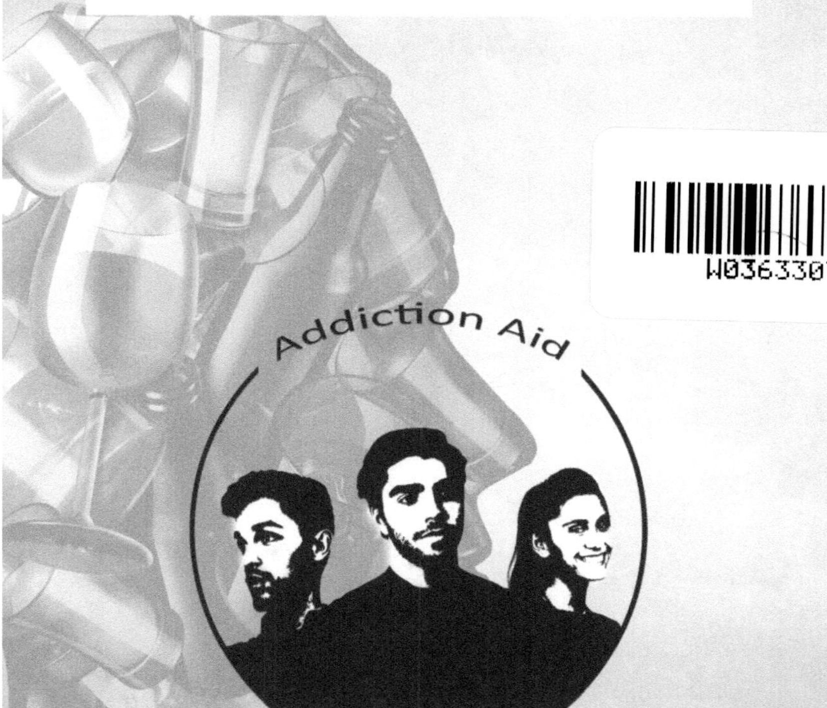

Addiction Aid

Sie würden gerne kostenlos neue Bücher der AU Mediengruppe probelesen? Schreiben Sie uns einfach eine kurze E-Mail an bkwmmedia@gmail.com

Vorwort

Die Alkoholsucht ist eine Krankheit, die deutlich weiter verbreitet ist, als viele es glauben. Unbehandelt kann sie schlimme Folgen haben, doch ist es nie zu spät, diese zu bekämpfen.

Unser Ratgeber ist für alle, die selbst unter Alkoholsucht leiden oder fürchten, auf dem Weg in die Sucht zu sein, sowie für alle Angehörigen, Freunde, Kollegen und andere Personen, die in ihrem Leben mit Alkoholsüchtigen zu tun haben. Das Ziel dieses Buchs ist es, die Gründe und Folgen einer Alkoholkrankheit, die Wege in die Sucht und wieder zurück ins Leben näher kennenzulernen und zudem einen Selbsttest durchzuführen.

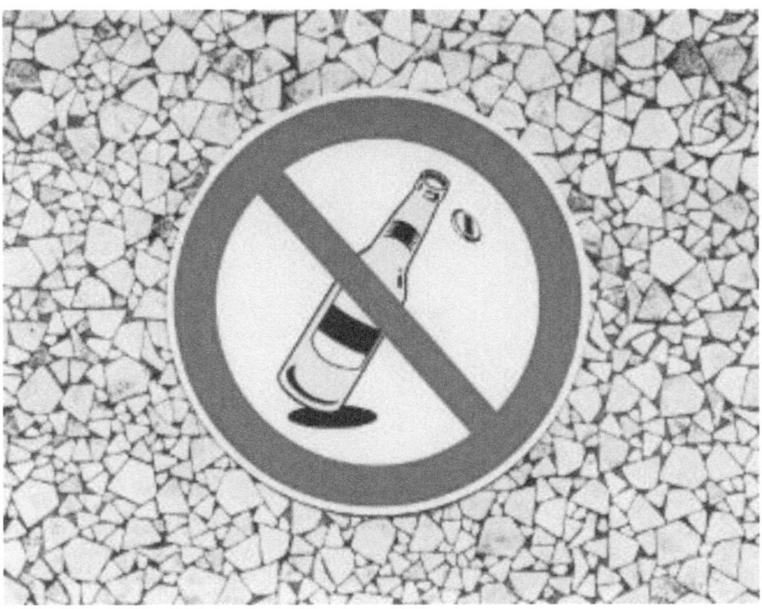

Es gibt zwei Selbsttests: einen für Betroffene, um herauszufinden, ob Sie bereits süchtig sind, und falls dies der Fall ist, wie stark diese Sucht bereits bei Ihnen ausgeprägt ist. Der andere Selbsttest dient Angehörigen und Personen im Umkreis von Betroffenen und soll Ihnen aufzeigen, ob Sie das Suchtverhalten unterstützen oder gar stärken.

Zum Schluss möchten wir Ihnen einige Tipps für das Leben als Süchtiger oder mit Süchtigen an die Hand geben. Diese werden Sie weiterhin ermutigen und Ihnen Kraft für den langen Weg aus der Suchtkrankheit zusprechen. Eine Alkoholsucht ist nicht das Ende der Welt! Sie können sich und Ihre Lieben davon befreien. Dafür legen wir Ihnen auch Ihr persönliches Online-Coaching unseres erfahrenen Teams nahe, mit dem Sie auf Ihrem eigenen Weg zurück ins Leben begleitet werden können.

Inhaltverzeichnis

1. Alkoholsucht - Was ist das eigentlich

Die Alkoholsucht hat viele Namen: Alkoholkrankheit, Alkoholabhängigkeit, Äthylismus, Dipsomanie, Potomanie, Trunksucht und viele mehr. Es handelt sich strenggenommen um eine Sucht nach Ethanol, einer psychotropen Substanz mit der chemischen Formel C_2H_5OH. Mit anderen Worten: eine Flüssigkeit, die die Psyche eines Menschen beeinflusst.

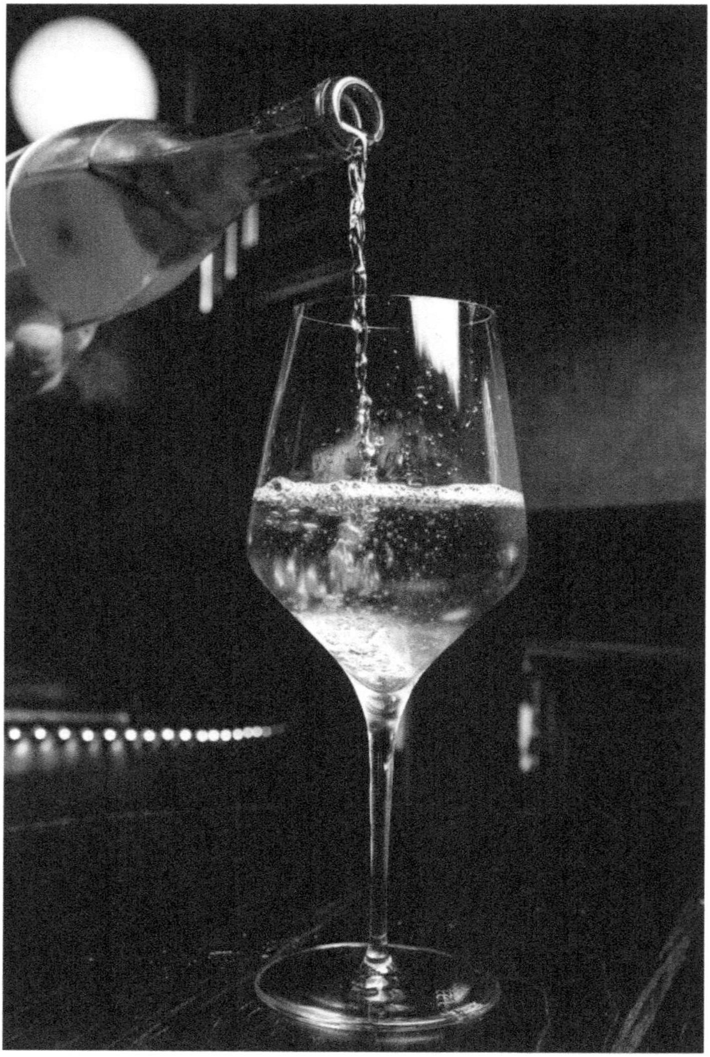

Die Alkoholsucht ist eine klinische Krankheit, die sich sowohl psychisch als auch physisch bemerkbar macht. In der internationalen Klassifikation der Krankheiten erfolgt die Einordnung der Alkoholsucht in die Gruppe *„Psychische und Verhaltensstörungen durch Alkohol"*

und darunter in die Untergruppen *„schädlicher Gebrauch von Alkohol* und *Abhängigkeitssyndrom"*.

Alkoholsucht ist eine ernstzunehmende Krankheit, die unbedingt behandelt werden muss. Sie bildet eine Abwärtsspirale, die sich bei mangelhafter oder fehlender Behandlung immer weiter und immer schneller dreht. Dabei leidet nicht nur der Patient selbst, sondern auch sein Umfeld.

Oft ist es gerade das Umfeld, welches zuerst auf Probleme aufmerksam wird und Hilfe sucht. Wir möchten Sie dabei unterstützen.

Nehmen Sie das Wort *Krankheit* ernst: es reicht nicht, einfach Dinge zu sagen, wie „jetzt hör halt auf mit der Trinkerei. Steig auf Wasser oder Limo um, dann wird das schon.", oder schlimmer noch „reiß dich mal am Riemen!". Sie würden einem Krebspatienten schließlich auch nicht sagen, dass er den Tumor einfach so bekämpfen kann, wenn er nur den Willen dazu zeigt.

Die Alkoholsucht unterscheidet sich vom gewöhnlichen Trinken. Bei der Sucht ist der Körper von regelmäßiger Alkoholaufnahme abhängig und der Geist muss oft tatenlos zusehen, wie der Körper der Sucht nachgibt. Zusätzlich sind psychische Probleme eine gängige Begleiterscheinung, die mit den oben genannten Sprüchen oft nur verschlimmert werden.

a. Ursachen

Eine Alkoholsucht hat so gut wie nie nur eine einzige Ursache. Meistens ist es eine Kombination aus mehreren Faktoren, die schließlich zur Sucht führen. Diese Ursachen unterteilen sich in verschiedene Kategorien: soziokulturell, psychologisch und biologisch. Man kann also von vornherein anfällig sein und dann durch die Addition weiterer Faktoren schnell in die Sucht abrutschen.

Soziokulturell

- **Verfügbarkeit**: Wenn man am Abend nach einem langen Tag erst noch einkaufen muss, um Alkohol zu bekommen, wird man das Angebot oft einfach ablehnen und stattdessen etwas anderes trinken. Gastwirte allerdings, eine Risikogruppe, siehe Kapitel 2.b, haben ständigen Zugang, müssen nichts bezahlen und können daher schnell mal vergessen, dass das eine Bierchen eigentlich vier waren. Manchmal ist Alkohol auch von der Religion verboten (Islam, Mormonen, etc.) und daher nur schwer zu erhalten.

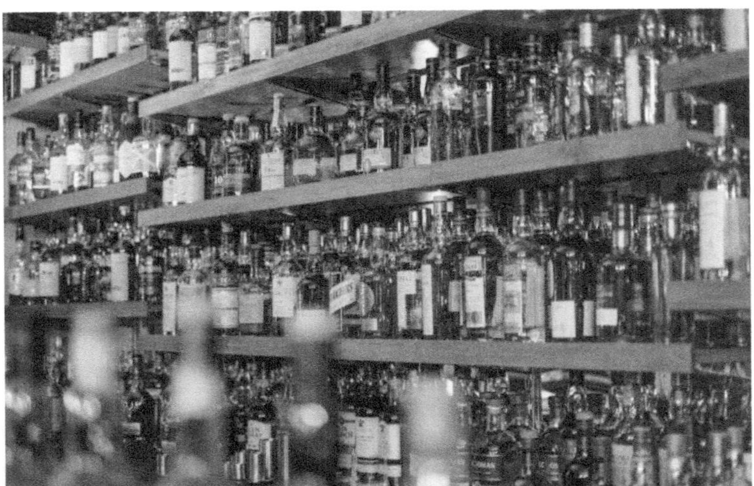

- **Vorbilder**: In der Jugend ist es extrem wichtig, die richtigen Vorbilder fürs Leben zu haben. Das gilt auch im Fall von Alkohol. Das heißt nicht, dass Eltern abstinent leben müssen. Aber wenn sie einen gewissenhaften Umgang mit Alkohol pflegen, anstatt wild zu trinken, wirkt sich das auf die Kinder aus. Genauso haben auch gleichaltrige Gruppen einen Einfluss. Wenn sich die Freunde eines Jugendlichen regelmäßig betrinken, wird das Verhalten abfärben. In diesem Alter ist es extrem schwierig für Eltern, in die Freundschaften ihrer Kinder einzugreifen. Trotzdem sollten sie ein diskretes (!) Auge auf das Trinkverhalten der Gruppen, mit denen das Kind „abhängt", werfen.

- **Druck**: Druck von anderen kann eine gewisse Rolle spielen. Vor allem, wenn man in einer Gruppe ist, in der alle trinken. Dann möchte man dazugehören, um nicht der einsame Außenseiter zu sein. Also trinkt man eben mit. Je stärker man an eine solche Gruppe gebunden ist und je leichter man zu beeinflussen ist, desto stärker kann Druck sich auswirken und eventuell in eine Sucht führen.

- **Aufklärung**: Viele denken, sie wissen, was es mit Alkohol und seinem Suchtpotential auf sich hat. Aber im Grunde genommen fehlt es den meisten an der nötigen Aufklärung über die Folgen von übermäßigem Alkoholkonsum (sonst bräuchten wir auch kein Buch darüber zu schreiben, richtig?). Durch Aufklärung hat sich das Rauchen stark reduziert, vielleicht kann das auch in Zukunft mehr für Alkohol geschehen.

Psychologisch

- ❖ **Kindheit**: Wie bei den meisten psychologischen Problemen liegt auch bei der Alkoholsucht oft ein Problem in der Kindheit vor. Unter den Risikofaktoren befinden sich kommunikationsgestörte Familien, sowie psychische und physische Misshandlung.
- ❖ **Familiengeschichte**: Wenn ein Elternteil, oder sogar beide Eltern, selbst unter einer Alkoholkrankheit litten, leidet das Kind unter stark erhöhter Wahrscheinlichkeit, selbst im Erwachsenenalter zur Flasche zu greifen (mehr dazu in Kapitel 3.c).
- ❖ **Selbstbewusstsein**: Mal eben etwas Mut antrinken? Es gibt viele Leute, die sich nur dann in der Lage fühlen eine Rede zu halten, wenn sie zuvor ein Glas Wein getrunken haben. Mangel an Selbstbewusstsein und Selbstwertgefühlen kann ein Faktor sein, der zu Alkoholsucht führt. Das kann ein allgemeiner Zustand sein oder durch externe Faktoren, wie psychischer Misshandlung durch Eltern („Du fauler Depp wirst es nie zu etwas bringen") oder Arbeitslosigkeit, entstehen.
- ❖ **Impulsiv**: Wenn man eine geringe Hemmschwelle hat, weil die Impulse und Wünsche schnell Herr über die Vernunft werden, ist der Weg zum Alkohol nicht weit.
- ❖ **Stress**: Alkohol hat auf viele eine beruhigende Wirkung. Nach einem langen Tag träumt man

oft davon, die Füße hochzulegen und ein Gläschen Wein einzuschenken. Bei Dauerstress kann das allerdings auch zu Dauertrinken führen.

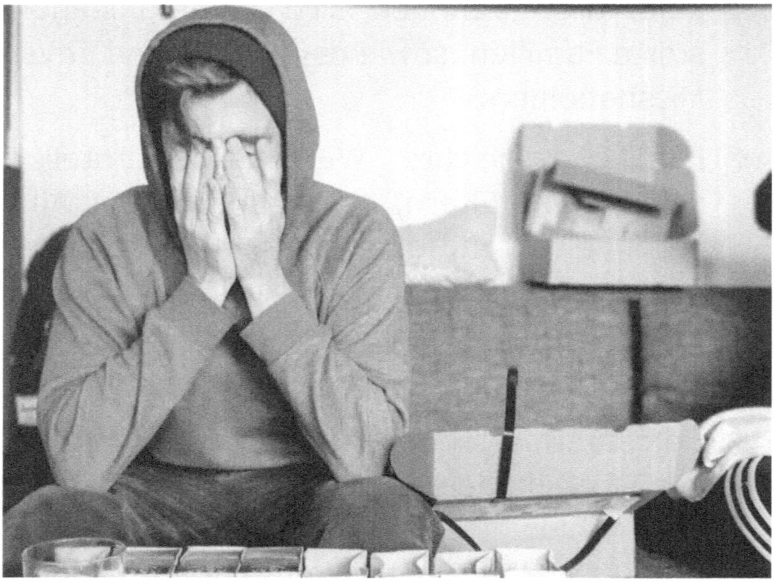

- **Andere psychologische Vorerkrankungen**: Depressionen, Burnout, Posttraumatische Belastungsstörung und viele andere psychologische Probleme können zu einer Alkoholsucht führen. Oft muss man neben einer Alkoholsucht auch die Vorerkrankungen diagnostizieren und behandeln lassen.

Biologisch

- **Genetik**: Wissenschaftliche Studien haben bewiesen, dass es in Familien mit Alkoholsucht oft mehr als eine betroffene Person gibt. Besonders bei Nahverwandten ist das Risiko drei bis vier Mal so hoch.

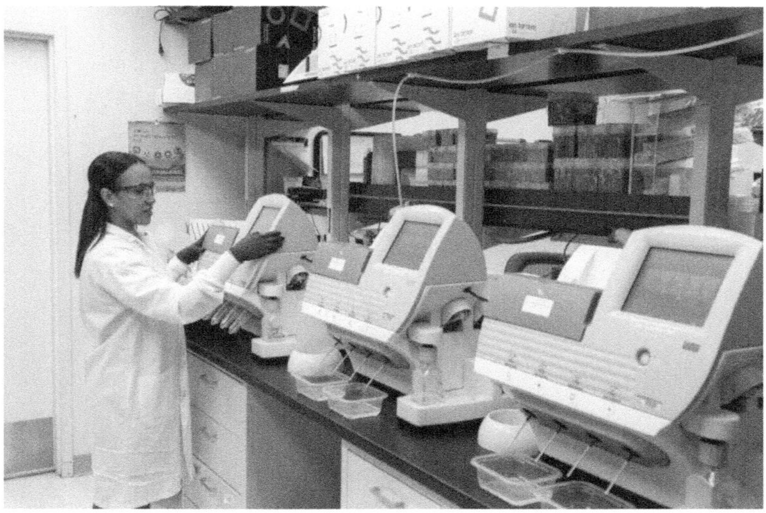

- **Neurotransmitter**: Alkohol lässt das Gehirn mehr Glückshormone in die Blutbahn ausschütten. Man fühlt sich also für den Konsum von Alkohol belohnt. Außerdem manipuliert er die Stellen, an denen das Gehirn Botenstoffe annimmt und gibt dem Trinker daher ein entspannendes und angstlösendes Gefühl (an dieser Stelle liegt der Übergang zu psychologischen Faktoren).

Das Problem ist, dass das Gehirn sich mit der Zeit daran gewöhnt. Daher muss man nun mehr trinken, um wieder den gewünschten Effekt zu erhalten. Das Gehirn gewöhnt sich erneut daran und schon geht es auf der Abwärtsspirale immer weiter und weiter nach unten.

b. Symptome

Da sich eine Alkoholsucht über viele Jahre hinweg entwickelt und nicht einfach nach einer einzelnen Party entsteht, auf der man ein Glas zu viel hatte, sind die Grenzen oft auch nicht zu 100% erkennbar. Wo genau das Gewohnheitstrinken aufhört und die Sucht anfängt, ist fraglich. Viele erkennen es daher auch erst, wenn es viel zu spät ist und sie bereits der körperlichen Abhängigkeit unterliegen.

Die Symptome lassen sich in zwei Gruppen einteilen: psychisch und körperlich. Dabei können einzelne Symptome durchaus mit anderen Problemen zusammenhängen. Es kommt auf die Kombination aus mehreren der genannten Symptome mit einem (stark) erhöhten Alkoholkonsum an. Verdächtigen Sie also nicht sofort jemanden mit einer roten Nase und schwitzenden Händen der Alkoholsucht. Es braucht Zeit und Kenntnis der Person, um dies beurteilen zu können.

Psychisch

- Schlechte Konzentrationsfähigkeit.
- Man wird vergesslich.
- Depressive Phasen werden häufiger und/ oder intensiver.
- Man erlebt eine dauerhafte innere Unruhe, die scheinbar grundlos ist.
- Häufige, grundlose Reizbarkeit.

Körperlich

Da Alkohol eine körperliche Abhängigkeit verursacht, gibt es viele verschiedene Symptome, die zum einen der Sucht und zum anderen dem Schaden zuzuschreiben sind, den der Alkohol dem Körper zufügt.

- Schlafstörungen.
- Potenzstörungen.
- Das Gesicht hat eine dauerhaft rötliche Farbe und wirkt aufgedunsen (vor allem die Nase).
- Es bilden sich Tränensäcke.
- Die Zunge ist belegt.
- Man schwitzt mehr, vor allem hat man dauerhaft feuchte Hände, auch wenn es eigentlich gar nicht warm ist.
- Man verliert Gewicht.
- Erbrechen und Übelkeit können ebenfalls dazu zählen und weisen auf einen Organschaden durch Alkohol hin.
- Man geht unsicher.
- Es kann zu Krampfanfällen kommen.
- Entzugssymptome, wenn man abstinent ist: siehe unten.

Entzugssymptome

Leicht: Zu Beginn der körperlichen Abhängigkeit wird der Alkoholkranke etwa 6 Stunden nach dem letzten Alkoholkonsum leichte Entzugssymptome feststellen. Darunter fällt Zittern, Schweißausbrüche, Schwächegefühl, Kopfschmerzen (nicht zu verwechseln mit Kater) und Übelkeit. Die Symptome können einzeln oder auch in verschiedenen Kombinationen auftreten.

Mittel: Mittelschwere Entzugssymptome können zu Halluzinationen führen. Dabei hört der Alkoholkranke Stimmen und bekommt Angstzustände. Diese Symptome kann man mit anti-psychotischen Medikamenten behandeln.

Schwer: Das sogenannte *Delirium Tremens* taucht bei schwer Alkoholkranken auf. Es setzt über viele Stunden hinweg ein und steigert sich. Der Beginn tritt etwa zwei bis drei Tage nach dem letzten Konsum von Alkohol auf und äußert sich zunächst nur in Angstgefühlen. Später steigen Puls und Blutdruck und der Patient bekommt infolgedessen Schweißausbrüche, Schlafstörungen und Fieber. Außerdem wird er verwirrt und deprimiert. Halluzinationen kommen ebenfalls häufig vor. Sie können relativ leicht ausfallen, manche Betroffene erleben allerdings auch heftige optische Halluzinationen, die starke Ängste hervorrufen. Halluzinationen aller Art führen verständlicherweise auch zu Verwirrungen.

Im fortgeschrittenen Stadium des Delirium Tremens zittert der Patient, zunächst nur an den Händen, später dann am ganzen Körper. Da diese schweren Entzugssymptome lebensgefährlich sein können, muss der Patient unbedingt unter ärztlicher Aufsicht stehen!

c. Trinkverhalten

Abgesehen von den bereits genannten klinischen Symptomen ist natürlich das Trinken selbst ein Symptom der Alkoholkrankheit. Dabei werden verschiedene Typen von Trinkern unterschieden. Manchmal sind die Übergänge nicht zu 100% klar und der Alkoholkranke kann sich im Laufe der Zeit auch von einem Typen zu einem anderen verwandeln. Doch alle Symptome sind mit einer Sucht verbunden und verursachen Schäden am Körper und an der Seele.

- **Problemtrinker**: Er trinkt gerne, wenn es Probleme oder Stress gibt, um sich zu entspannen, Ängste zu lösen und Ärger zu verarbeiten. Dies ist „nur" eine psychische Sucht, die sich mit zunehmender Dauer und Intensität allerdings in eine körperliche Sucht verwandeln kann. Mit anderen Worten: es ist noch nicht zu spät, die Notbremse zu ziehen!
- **Rauschtrinker**: Die häufigste Form der Alkoholkrankheit. Der Rauschtrinker kann seine Impulse nicht kontrollieren und trinkt deshalb immer mehr, bis er sturzbetrunken ist. Der Körper hat hier die Macht übernommen und der Trinker gibt dem Verlangen nach.

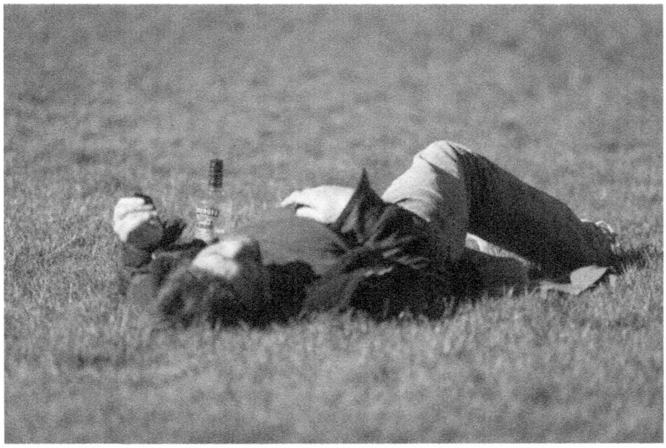

- **Spiegeltrinker:** Dieser Trinker konsumiert keine großen Mengen auf einmal, aber andauernd über die ganze Zeit hinweg. Er braucht einen gewissen Alkoholpegel im Blut, der nicht unterschritten werden darf. Durch die Gewöhnung des Körpers wird diese Menge immer höher.
- **Episodischer Trinker:** Viele kennen diesen Trinkertyp auch als *Quartalssäufer*. Obwohl der episodische Trinker lange Pausen machen kann und teils über Wochen hinweg abstinent ist, zählt er zu den Süchtigen. Immer mal wieder verspürt er einen immensen Drang, Alkohol zu trinken. Dies kündigt sich meistens schon Tage zuvor dadurch an, dass der Trinker unter Schlafstörungen leidet und gereizt wirkt. Das Trinken ist dann exzessiv und oft tagelang, ehe wieder der Alltag einkehrt. Dieser Trinkertyp braucht eine andere und langwierigere Form des Entzugs.

d. Diagnostik

Ein Arzt wird natürlich dem Betroffenen zunächst dieselben oder ähnliche Fragen stellen, wie wir sie im Kapitel 4 stellen werden.

Nach Richtlinien der Weltgesundheitsorganisation wird eine Sucht nach den folgenden Kriterien beurteilt:

- Gibt es einen anhaltenden Konsum von Alkohol, obwohl der Patient sich dessen negativer Folgen bewusst ist?
- Wird das Denken zulasten anderer Themen und Interessen auf Alkohol umgeleitet?
- Gibt es eine erhöhte Toleranz – mit anderen Worten: braucht der Körper eine erhöhte Menge Alkohol, um überhaupt ein Rauschgefühl zu bekommen?
- Gibt es bei Absetzen oder Reduzierung des Alkohols körperliche Entzugserscheinungen?
- Ha der Patient die Kontrolle über Menge und Aufnahmezeitpunkte und -länge verloren?
- Verspürt der Patient ein sehr starkes und unwiderstehliches Verlangen nach Alkohol?

Werden mindestens drei dieser Fragen mit „Ja" beantwortet, geht ein Arzt von einer Alkoholkrankheit aus und rät zu einer entsprechenden Behandlung.

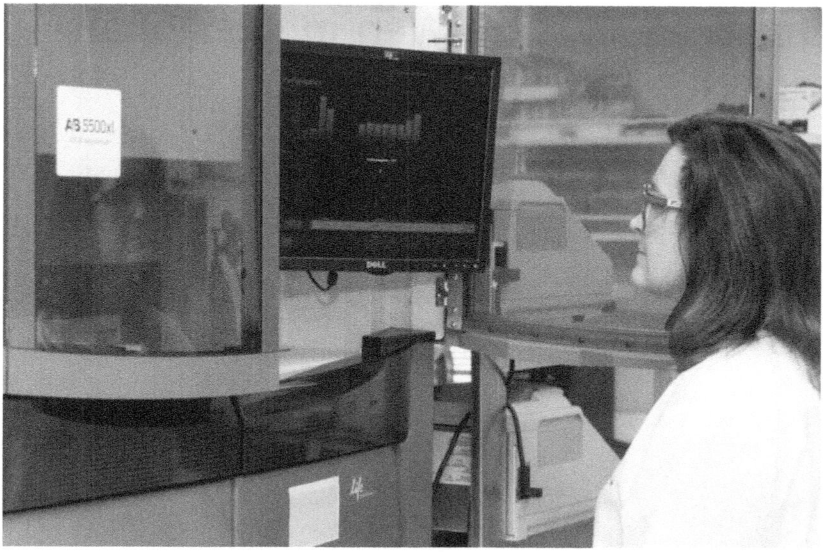

Zusätzlich zu den Fragen nach der Sucht werden Patienten psychologisch begutachtet, was die Ursachen und Folgen einer Sucht ergründen soll. Und natürlich wird der Körper auch gründlich in Bezug auf mögliche körperliche Schäden, untersucht. Es wird ein EKG (Elektrokardiogramm) und EEG (Elektroenzephalografie, Hirnuntersuchung) durchgeführt, was Herzschäden und Epilepsie diagnostizieren soll. Als Alkoholiker gehört man zur Risikogruppe für diese Krankheiten (mehr dazu in Kapitel 3.b). Außerdem findet eine Blutuntersuchung und eine Untersuchung des Bauches, speziell der Leber, statt. Zu einer Behandlung der Alkoholsucht gehört in den meisten Fällen auch eine Behandlung der Folgen der Sucht, da Alkohol so schädlich ist.

2. Der schleichende Weg in die Abhängigkeit

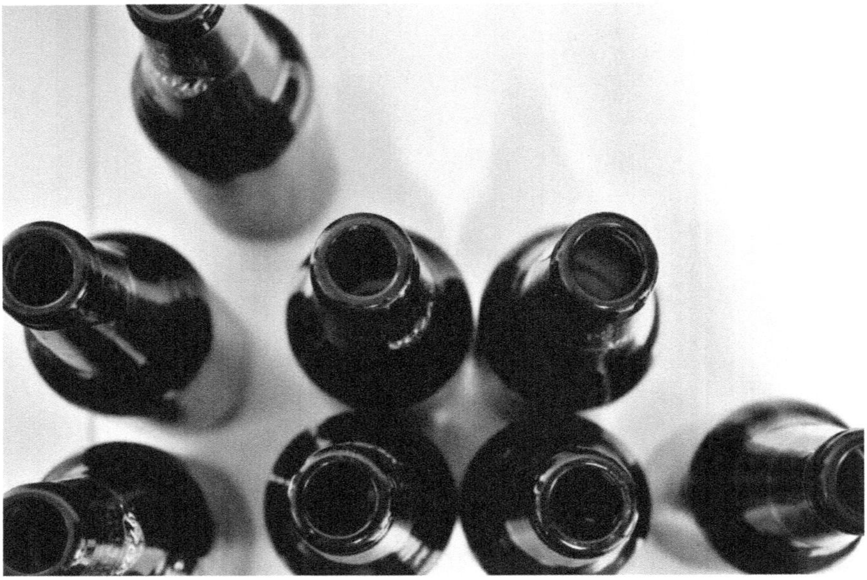

a. Wie ein tägliches Glas Wein in die Abhängigkeit führen kann

Der Anfang einer Alkoholsucht verläuft in den allermeisten Fällen sehr schleichend und über viele Jahre hinweg. Wie im vorigen Kapitel beschrieben, gewöhnt sich der Körper an eine gewisse Alkoholmenge und braucht daher mehr, um den gleichen Effekt zu erreichen.

Da Alkohol in unserer Gesellschaft sehr weit verbreitet ist, ist es recht leicht, eine Sucht vor sich selbst und vor anderen zu vertuschen. Hier mal ein Bier zum Feierabend, dort mit Freunden in die Bar gehen, usw. Es sieht oft nur so aus, als würde man ganz normale Dinge tun, auch wenn die Sucht schon längst begonnen hat.

Es gibt bestimmte Schritte, die gezielt in die Sucht führen. Je eher Sie erkennen, dass Sie sich bereits in diesem System befinden, desto eher können Sie den Absprung schaffen und große Schäden vermeiden.

1. Gelegenheitstrinken: Sie trinken eben ab und zu ein Gläschen, sei es mit Freunden oder vor dem Fernseher. Ihr Trinkverhalten dient der Entspannung und wird zur Gewohnheit. Aus einem zwanglosen Konsum wird allmählich ein Muster.

2. Übergang: Sie denken immer öfter über Alkohol nach und legen daheim einen Vorrat an, den Sie unter Umständen vor anderen verstecken. Sie trinken oft alleine und heimlich, da Sie Schuldgefühle hegen. Wenn das Thema Alkohol angeschnitten wird, wechseln Sie das Thema oder meiden das Gespräch.

3. Beginn der Sucht: Es kommt zum Kontrollverlust, der Alkohol bestimmt das tägliche Leben. Nichts geht mehr ohne ihn. Sie versuchen es zwar ab und zu mit der Abstinenz, aber es will einfach nicht so richtig funktionieren. Der Alkohol muss her! Sie erleben eine Veränderung Ihrer Persönlichkeit und auch die ersten körperlichen Symptome treten ein.

4. Chronische Sucht: Es gibt vermehrte körperliche Schäden und starke Entzugserscheinungen, falls der Alkohol mal ausbleibt. Ihre Wahrnehmung ist beeinträchtigt und Sie konsumieren sehr große Mengen an Alkohol.

b. Besonders gefährdete Personen & Berufe

Es gibt etliche Berufsgruppen, in denen der Alkohol ein Problem darstellen kann.

Die Hauptgründe für beruflich bedingten Alkoholismus sind Unter- und Überforderung, sowie Druck. Damit sind sämtliche Berufe, in denen Stress und Druck ein täglicher Begleiter sind, betroffen. Anwälte, Lehrer (und Erzieher), Angestellte im Gesundheitswesen oder Banker sind nur ein kleiner Teil davon. Auch Schichtarbeiter sind häufiger betroffen als der Durchschnitt.

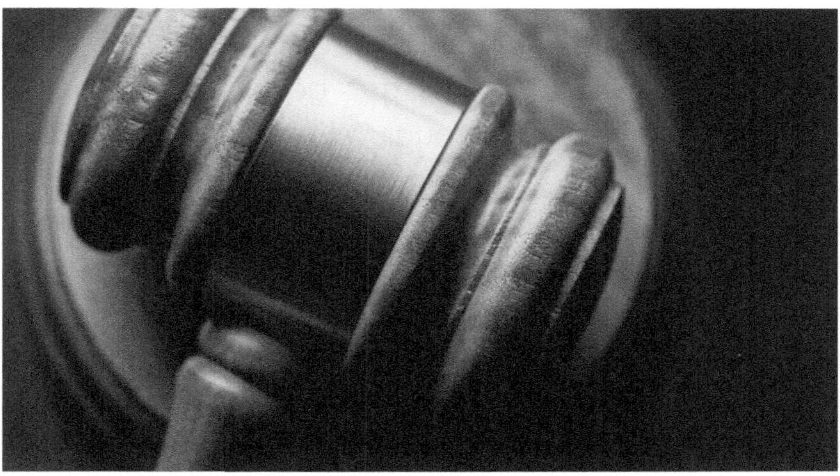

Unterforderung ist ein Faktor, da diese Personen sich nicht bestätigt fühlen, sondern sich den ganzen Tag lang fragen, was sie eigentlich bei ihrer Arbeit machen sollen. Dies resultiert bei manchen in einem verringerten Selbstwertgefühl („Mir traut keiner irgendwelche Aufgaben zu. Ich bin der Firma nichts wert."), was eine Ursache fürs Trinken sein kann. In wenigen Fällen kann dies sogar zu Depressionen führen, welche wiederum zum Alkohol führen können.

Überforderung und Druck führen zum Problemtrinkertypen, der mittels Alkohol versucht, Stress abzubauen. Auch Mut antrinken gehört dazu – vor Vorträgen, wichtigen Meetings oder ähnlichen Situationen.

Durch die soziokulturellen Ursachen sind manche Leute stärker gefährdet als andere.

Dazu gehören alle, bei denen berufsbedingt Alkohol verfügbar ist oder sogar getrunken werden muss. Jeder, der in der Herstellung oder im Verkauf von Alkohol beschäftigt ist, muss natürlich wissen, wie das Produkt schmeckt. Ein Koch muss schließlich auch abschmecken, ob das Gericht gut geworden ist oder nicht. Also sind hier alle Brauer, Winzer und Schnapsbrenner betroffen. Auch Sommelière, die Wein verkosten, oder Kritiker, die über Alkoholprodukte Artikel verfassen, müssen von Berufs wegen trinken. Natürlich wird bei Verkostungen das Getränk wieder ausgespuckt, aber es bietet einen hervorragenden Einstieg in eine Abhängigkeit. Hier ist es besonders schwierig, die Übergangsphase zu identifizieren, in der man oft über Alkohol nachdenkt. Diese Personen denken sowieso aus beruflichen Gründen den ganzen Tag über alkoholische Getränke nach.

Gastwirte und Kellner sind aufgrund der Nähe zum Alkohol Teil der Risikogruppe, da dieser für diese Personen entweder gratis oder stark vergünstigt ist.

Auf dem Bau, im Forst und im Bergwerksgewerbe gehört trinken oft zur Kultur, weshalb Angestellte hier zum Alkoholismus neigen können.

Eine weitere Gruppe sind Arbeitslose, denn ihnen fehlt oft Selbstbewusstsein und sie haben häufig einen Hang zu Depression, was sie zum Alkohol führen kann.

3. Folgen der Alkoholsucht

Eine Alkoholkrankheit kommt selten allein. Durch die schädigende Wirkung des Alkohols auf den menschlichen Körper gibt es viele alkoholverursachte Krankheiten, die ebenfalls behandelt werden müssen. Manche davon sind leider dauerhaft und bleiben auch nach der Bewältigung der Sucht bestehen.

a. Körperliche Folgen

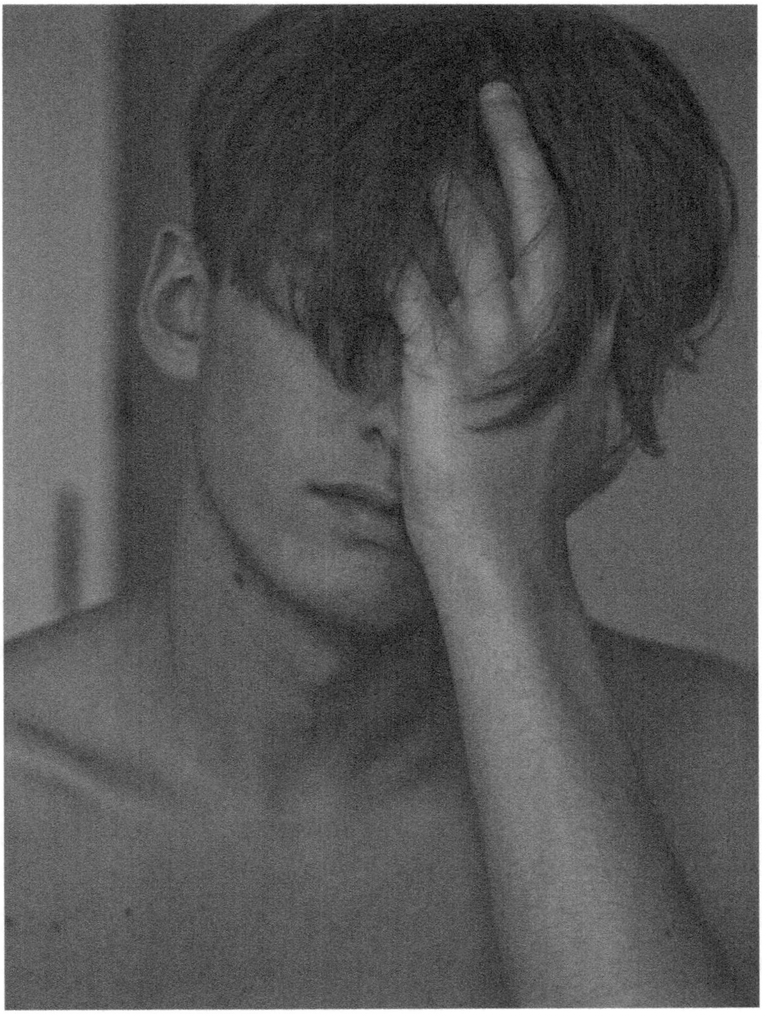

Kurzfristig

Alkohol dringt schnell ins Blut ein und verteilt sich von dort aus im ganzen Körper, so auch im Gehirn. Da der Alkohol einige Rezeptoren blockiert und zur Ausschüttung von Endorphinen und Dopaminen führt, verändert er unsere Wahrnehmung der Welt sowie unsere Denkweise.

Alkoholkonsum baut vor allem Hemmschwellen und Ängste ab, im positiven wie auch im negativen Sinn. Daher fühlen wir uns weniger verängstigt, lockerer und manche werden dadurch auch geselliger. Andere hingegen werden durch die Reduzierung von Hemmschwellen aggressiv. Wieso manche Personen aggressiv auf Alkohol reagieren und andere nicht, ist selbst der Wissenschaft noch nicht ganz klar. Fakt ist jedoch, dass Alkohol Botenstoffe im Gehirn in Schieflage bringt. Es gibt einen Botenstoff namens Gamma-Amino-Buttersäure, welche die Übertragung von Reizen zwischen einzelnen Nervenzellen hemmt. Ihr Gegenspieler ist das Glutamat, welches die Weiterleitung von Reizen antreibt. Normalerweise sind diese zwei Botenstoffe in einem nahezu perfekten Gleichgewicht. Kommt jetzt der Alkohol ins Spiel, werden mehr Gamma-Amino-Buttersäuren und weniger Glutamate an die Rezeptoren gebunden, was zu verringerter Angst führt. Damit beeinflusst der Alkohol ganz aktiv unser rationales Denken.

Endorphin und Dopamin sind Hormone, die glücklich machen und uns das Gefühl geben, belohnt zu werden.

Ein hoher Konsum von Alkohol führt außerdem zu einem verschlechterten Gleichgewichtssinn und dem sogenannten „Lallen". Das liegt daran, dass der Alkohol unsere Fähigkeit zur Koordination der Muskeln stark verringert und es deshalb auf einmal schwieriger wird, simple Aufgaben zu erledigen. Außerdem rebelliert das Verdauungssystem gegen den Alkohol, was zu Übelkeit führt, da der Körper das Gift loswerden möchte und es kommt zu einer Verringerung der angeborenen Reflexe.

Langfristig

Ein Kater kann überwältigt werden und schon bald ist alles wieder gut.

Der längerfristige Konsum von Alkohol führt allerdings zu größeren Problemen, da der Alkohol nicht nur kurzfristige Giftanschläge auf das Gehirn und die Verdauung ausführt, sondern den ganzen Körper in Anspruch nimmt und diesen nachhaltig schädigt.

Leber

Da die Leber das Organ ist, das Gifte abbaut, wird diese am stärksten beansprucht. Beim Abbau von Alkohol zerlegt die Leber diesen in andere Stoffe, die für die Leber schädlich sind. Dabei gibt es eine direkte Verbindung zwischen der Alkoholmenge und dem Schaden an der Leber. Die gute Nachricht ist, dass die Leber sich relativ gut erholen und selbst bei bis zu 80% Schädigung immer noch ein normales Leben ermöglichen kann. Das allerdings nur, wenn man künftig ein Leben ohne Alkohol und ähnlicher schädlicher Substanzen führt.

Fettleber: Der häufigste Schaden, der mit Alkohol zu tun hat, ist die Fettleber, welche relativ ungefährlich ist und sich nach Ende des Alkoholkonsums allmählich wieder normalisiert.

Leberentzündung: Bei bis zu einem Drittel der Alkoholkranken kann eine alkoholische Hepatitis auftreten, was ebenfalls durch Ende des Alkoholkonsums geheilt werden kann.

Leberzirrhose: Bei bis zu einem Fünftel der Alkoholkranken kann eine Leberzirrhose auftreten. Diese verursacht langfristige Schäden an der Leber, da ihr normales Gewebe durch Narbengewebe ersetzt wird, was nur eingeschränkt funktionstüchtig ist. Dabei schrumpft die Leber auch. Als Patient merkt man oft gar nichts oder nur wenig davon, doch die Zirrhose kann zu Organversagen und dem Tod führen.

Gehirn & Nervensystem

Hirnatrophie: Der Alkohol lässt Gehirnzellen absterben, was zu einem erhöhten Risiko für vaskuläre Demenz und Alzheimer führt.

Tremor: Manche Betroffene leiden unter dauerhaft zitternden Händen. Einerseits ein Entzugssymptom, ist der Tremor, also das Zittern, bei manchen auch ein irreversibler Schaden.

Schlechte Koordination: Manche Alkoholkranke werden für immer ein bisschen betrunken wirken, da die Gehirnregion, die unsere Muskeln koordiniert, dauerhaft geschädigt werden kann. Es kann vorkommen, dass sie immer ein wenig lallen und nicht ganz gerade laufen werden.

Wernicke-Enzephalopathie: Dabei handelt es sich um eine Krankheit, die durch Mangel an Vitamin B1 verursacht wird. Dies ist eher eine passive Form des Alkoholismus, da viele Alkoholkranke sich nicht mehr gut und ausgewogen ernähren. Alkohol enthält zwar die nötigen Kalorien, um den Körper anzutreiben, aber ihm mangelt es erheblich an Nährstoffen.

Verdauungstrakt

Mund: Ein lange anhaltender Alkoholkonsum kann zu Zahnfleischentzündungen führen, die schmerzhaft und teilweise gefährlich für die Zähne sind.

Krampfadern in der Speiseröhre: Normalerweise fließt das Blut aus dem Bauchraum über die Pfortader in der Leber zurück zum Herzen. Dabei filtert die Leber die Nährstoffe, die im Magen und Darm aufgenommen wurden, aus und verarbeitet diese weiter. Bei Leberschäden wird die Pfortader nun weniger benutzt und stattdessen fließt vermehrt Blut durch Venen entlang der Speiseröhre zurück zum Herzen. Diese werden geweitet und können sogar platzen, was lebensbedrohliche Blutungen verursachen kann.

Sodbrennen: Magensäure fließt durch einen geschädigten Schließmuskel des Magens nach oben in die Speiseröhre und verursacht dort ein schmerzhaft brennendes Gefühl.

Gastritis: Auch Magenschleimhautentzündung genannt, führt zu einem dauerhaften Völlegefühl, weshalb der Patient weniger isst und abnimmt (aber nicht im positiven Sinn).

Pankreatitis: Unter diesem Begriff versteht man die Entzündung der Bauchspeicheldrüse. Sie führt zu Erbrechen in Kombination mit starken Bauchschmerzen.

Darmschäden: Verschiedene Schäden der Därme, vor allem der Schleimhaut der Därme, kann zu chronischem Durchfall und Schmerzen führen.

Herz-Kreislaufsystem

Blutdruck: Alkoholkonsum kann über lange Zeit hinweg zu Bluthochdruck und den damit verbundenen Risiken für Herzinfarkt und Schlaganfall führen.

Herzrhythmusstörungen: Durch verschiedene Schäden an den Nerven und am Herzmuskel kann eine Alkoholkrankheit Herzrhythmusstörungen verursachen. Diese können Kammerflimmern verursachen, dem ein Herzstillstand folgen kann.

Gefäßveränderungen: Diese zeigen sich hauptsächlich in der typischen roten Trinkernase. Sie treten jedoch nicht nur im Gesicht, sondern am ganzen Körper auf.

Krebs

Langeanhaltender Konsum von Alkohol, egal in welchen geringen oder großen Mengen, führt zu erhöhtem Risiko bezüglich beinahe aller Arten von Krebs.

Kurz gesagt: Ein Alkoholkranker hat eine Lebenserwartung, die im Vergleich zu einer normalen Person etwa 10 bis 15 Jahre geringer ausfällt.

Alkoholvergiftung erkennen

Da einige Trinkertypen zwar nicht häufig, jedoch in sehr großen Mengen trinken, halten wir es an dieser Stelle für äußerst wichtig, dass Sie über die Alkoholvergiftung Bescheid wissen. Sie ist ein ernst zu nehmendes Problem und kann in einzelnen Fällen sogar zum Tod führen. Es gibt verschiedene Stadien der Vergiftung:

1. Leichte Vergiftung (unter 1,5 Promille): Wie oben in den kurzfristigen Folgen beschrieben, erlebt man bei dieser Form Symptome wie die *Enthemmung, Entspannung, Redseligkeit, leichter Schwindel* und einen *leicht erhöhten Puls*.

2. Mittelschwere Vergiftung: (1,5 bis 3 Promille): Nun tritt eine *starke Enthemmung* auf, die auch mit *Stimmungsschwankungen* einhergehen kann. Die betroffene Person fängt außerdem an, deutlich zu *lallen*, da die Koordination nicht mehr gegeben ist. Dies äußert sich auch in *schwankendem Gang*, der nicht mehr in einer geraden Linie führt. Die *Reaktionszeit* ist stark vergrößert und die Person kann sich nur noch *schlecht konzentrieren* und *vergisst* viel. Außerdem tritt eine *starke Müdigkeit* auf, die Person kann in der Regel allerdings noch problemlos geweckt werden.

Hier können auch *Übelkeit, Erbrechen, Beeinträchtigungen der Seh- und Hörsinne*, sowie *Erinnerungslücken* vorkommen.

3. Starke Vergiftung (über 3 Promille): Es kommt zu *schweren Sprachproblemen* und die betroffene Person hat *kaum mehr Koordination*. Selbst die einfachsten

Dinge fallen ihr schwer. Sie kann jetzt auch unter *Halluzinationen und Wahnvorstellungen* leiden. In diesem Stadium kann der Körper seine Temperatur nicht mehr selbst regulieren und erzeugen, weshalb man zusätzlich zur Alkoholvergiftung eine schwere *Unterkühlung* bekommen kann.

Das Gefährlichste an der starken Vergiftung sind die *nachlassenden Reflexe*, vor allem der Hustenreflex. Falls die betrunkene Person sich übergibt, kann sie mangels Hustenreflex ihre Luftröhre nicht sauber halten und unter Umständen am eigenen Erbrochenen ersticken. Außerdem kann man generell ins *Koma* fallen, was man daran bemerkt, dass eine „schlafende" Person nicht geweckt werden kann. Aufgrund fehlender Reflexe kann es sogar zum *Atemstillstand* kommen.

→ Eine starke Vergiftung muss unbedingt im Krankenhaus unter ärztlicher Aufsicht behandelt werden! Rufen Sie unverzüglich einen Krankenwagen und lassen Sie die Person nicht alleine, bis Hilfe eintrifft. Falls Sie die betrunkene Person nicht wecken können, gehen Sie von einem alkoholbedingten Koma aus und bringen Sie sie in stabile Seitenlage. Kontrollieren Sie auch regelmäßig die Atmung und halten Sie die Person warm.

b. Psychische Folgen

Wie wir bereits in den Ursachen für die Alkoholkrankheit beschrieben haben, gibt es sehr viele psychische Gründe, warum jemand krank werden kann. Die Krankheit selbst führt hierbei zu einer Abwärtsspirale, die die psychischen Probleme nur noch verschlimmert.

Alkoholkranke haben eine viel höhere Wahrscheinlichkeit, unter verschiedenen psychischen Krankheiten zu leiden als Nicht-Alkoholiker. Dazu kommt, dass Alkoholiker unter sozialen Folgen ihrer Krankheit leiden, die sich zusätzlich zum Alkohol ebenfalls negativ auf die psychische Gesundheit auswirken: Verlust des Arbeitsplatzes, Scheidung, Abwendung von Familie und Freunden sind nur ein paar der passiven Gründe, die Alkoholkranke psychisch belasten.

Auch die Gehirnschäden, die der Alkoholkonsum über lange Zeit hinweg verursacht, spielen eine Rolle. Da bestimmte Rezeptoren blockiert werden, verändert sich die Persönlichkeit. Der Körper ist ebenso an die alkoholbedingte Ausschüttung von Endorphinen und Dopaminen gewöhnt, weshalb es schwierig ist, noch Freude zu empfinden, da die Schwelle dafür so hoch liegt.

Es wird generell zwischen primären und sekundären psychischen Folgen unterschieden.

Primär

Primäre Folgen sind beispielsweise Entzugssymptome oder auch das Schuldgefühl, welches viele Alkoholiker plagt. Die Schuldgefühle sind speziell ein Problem bei den Rausch- und vor allem bei den Episodentrinkern. Diese Trinkertypen erreichen zwischendurch die völlige Nüchternheit, was ihnen einen klaren Kopf verschafft. In dieser Zeit erkennen die Alkoholkranken, dass sie etwas tun, was nicht nur ihnen, sondern auch ihrer Familie, den Freunden und dem Beruf schadet. Die dadurch verursachten Schuldgefühle bringen die Kranken schnell in eine psychische Notlage und in tiefste Depressionen. Diese Patienten haben während dieser Phasen der Nüchternheit ein stark erhöhtes Risiko für Selbstmord!

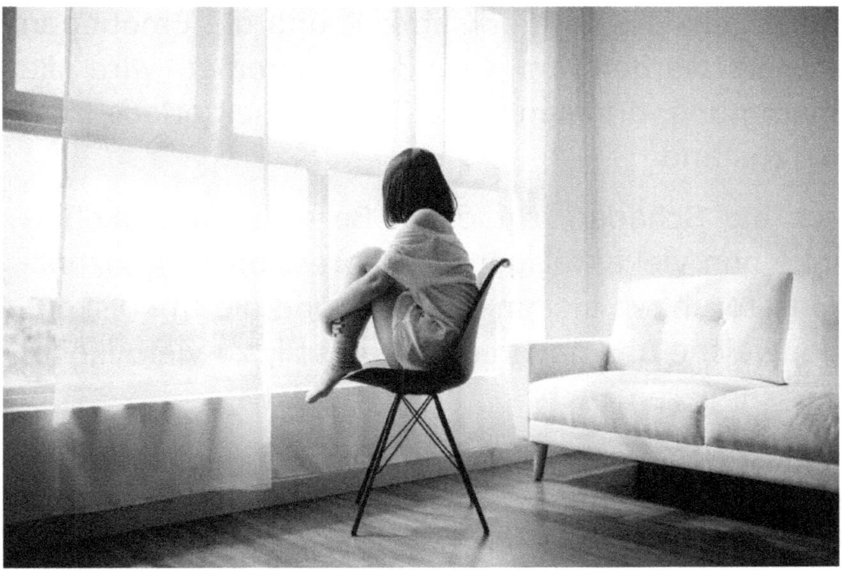

Natürlich gehören auch die direkten Effekte des Alkohols zu den primären Symptomen. Die verminderte Impulskontrolle, die Veränderung der Stimmung, sei es gelöst oder aggressiv, sind psychische Symptome, auch wenn wir sie einfach als Rauscheffekt bezeichnen würden. Besonders bei Spiegeltrinkern sind diese ein Dauerzustand, sodass man oft gar nicht die echte Person dahinter erkennen kann.

Sekundär

Sekundäre Folgen von Alkoholismus sind auch nach dem Entzug noch vorhanden. Wenn man über lange Zeit hinweg viel Alkohol zu sich nimmt, dann veranlasst dies eine dauerhafte molekulare Umstrukturierung von Zellen in der präfrontalen Hirnrinde. Dies ist eine Region unseres Gehirns, welche sich direkt hinter der Stirn befindet. Eine Umstrukturierung durch die Gifte des Alkohols kann dort dazu führen, dass unsere Handlungen, die Aufmerksamkeit und die Emotionen gesteuert werden. Im Grunde genommen wird die Enthemmung, die man in der Trunkenheit erlebt, zum Dauerzustand.

Durch die Schäden in diesem Bereich sind Alkoholkranke nun viel anfälliger für Depressionen, Konzentrationsstörungen bis hin zu ADHS und die Impulskontrolle, welche uns davon abhalten soll, zu viel Alkohol zu konsumieren.

Aus diesem Grund ist es umso schwieriger, einen erfolgreichen Entzug durchzumachen, je länger man bereits alkoholkrank ist. In umgekehrter Schlussfolgerung ist es wichtig, eine Alkoholkrankheit so früh wie möglich festzustellen, sich einzugestehen und sich behandeln zu lassen. Je früher man mit dem Alkohol aufhört, desto höher die Chancen auf eine Heilung vom

Alkoholismus und desto geringer die Wahrscheinlichkeit des Auftretens von zu behandelnden psychischen Schäden.

Es ist sehr wichtig, die psychischen Folgen zu verstehen, damit man die zentralen Fragen rund um die Alkoholkrankheit verstehen kann:

1. Warum ist es so schwierig für Betroffene, ihr Problem zu erkennen, einzugestehen und Hilfe zu suchen?
2. Warum gibt es selbst lange nach dem Entzug ein solch hohes Risiko für Rückfälle?

Mögliche Erkrankungen

Zu einer erfolgreichen Behandlung der Alkoholkrankheit gehört zwingend eine psychiatrische und psychologische Behandlung! In der Diagnostik werden die Ärzte vor allem nach den folgenden möglichen Krankheiten und deren Kombinationen suchen:

- **Depressionen**, darunter auch Selbstmordgefahr und manische Depressionen (hier wechseln sich gute und schlechte Phasen ab).
- **Angststörungen**. Es gibt zwei Kategorien: unspezifisch und Phobie. Unspezifische Angststörungen versetzten den Patienten in Angst, ohne irgendwelche Gründe dafür zu kennen. Sie sind eher eine generalisierte Angst und Sorge wegen alltäglichen Dingen und Ereignissen. Die Phobien hingegen sind durch konkrete Angst vor bestimmten Dingen gekennzeichnet. Bei Alkoholikern sind dies vor allem die soziale Phobie

und Agoraphobie. Bei der sozialen Phobie haben die Patienten Angst vor sozialen Situationen, in denen sie im Zentrum der Aufmerksamkeit stehen können. Es könnte ja jemand bemerken, dass sie Süchtige sind und dann dafür blamieren (Gefühl der Selbstschuld). Agoraphobie ist die Angst vor Menschenmengen aus ähnlichen Gründen, da man als Alkoholkranker oft nicht auffallen möchte und ein sehr geringes Selbstwertgefühl besitzt.

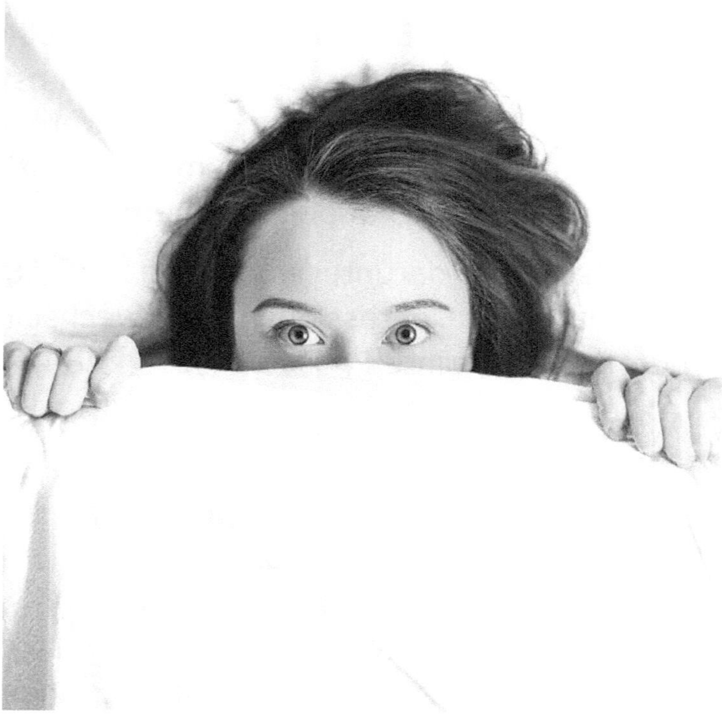

- **Panikattacken** sind ebenfalls eine Art der Angststörungen, besitzen allerdings akute physische Symptome, die urplötzlich auftreten können. Dazu gehören Schweißausbrüche, Hyperventilation (zu schnelles Atmen, was zu Ohnmacht führen kann), Zittern, Taubheitsgefühl, Übelkeit Herzrasen, ein enges Gefühl in der Brust, Herzschmerzen und Herzrhythmusstörungen. Symptome zu letzteren drei werden oft als Herzinfarkt interpretiert und haben eine Einlieferung in das Krankenhaus zur Folge. Außerdem ist es den Patienten oft schwindelig und haben ein lähmendes Gefühl des Kontrollverlustes mit einer panischen Todesangst.
- **Persönlichkeitsstörungen** können aktiv von Alkoholmissbrauch, aber auch passiv von Depressionen oder posttraumatischen Belastungsstörungen verursacht werden. Was am Ende genau der Auslöser war, ist in der Regel schwer herauszufinden. Fakt ist allerdings, dass der Patient behandelt werden sollte. Unter die Persönlichkeitsstörungen fallen Krankheitsbilder wie Schizophrenie, Neurosen, Borderline-Syndrom, Paranoia und mehr.
- **Amnestisches Syndrom**: Bei diesem Syndrom sind das Kurz- und Langzeitgedächtnis stark beeinträchtigt. Nur das Ultrakurzzeitgedächtnis ist noch unversehrt. Der Patient hat eine eingeschränkte Lernfähigkeit und ist manchmal des-

orientiert, obwohl er intelligent ist und eine intakte Wahrnehmung besitzt. Besonders betroffen sind persönliche Erlebnisse.

- **Weitere Folgen**: Neben den Krankheiten gibt es auch schlichtweg Symptome, die uns oft schon in den Auswirkungen des Alkohols begegnet sind. Dazu gehören Dinge wie Gereiztheit oder Aggression. Viele Angehörige machen die Erfahrung, dass Alkoholkranke mit Samthandschuhen angefasst werden müssen.

Zu Beginn einer Behandlung lässt es sich oft nicht genau sagen, welche Symptome und Krankheiten zu primären und welche zu sekundären Schäden gehören. Daher wird über mehrere Wochen hinweg immer wieder eine gründliche Aufnahme gemacht. Wenn die letzte Aufnahme alkoholischer Getränke mehrere Wochen her ist und man sicher davon ausgehen kann, dass es keine Entzugssymptome mehr gibt, kann man alle verbliebenen Krankheiten den Ursachen bzw. den sekundären Folgen der Alkoholkrankheit zuschreiben. Die letzteren zwei sind nach jahrelangem Alkoholkonsum oft so eng miteinander verworren, dass man diese nicht mehr vollständig voneinander trennen kann.

c. Auswirkungen auf Familie und Beruf

Die Auswirkungen der Alkoholkrankheit sind sehr vielfältig und leider stets negativ und gravierend. Speziell die psychische Belastung der Familie und der Freunde, sowie die Sicherheit am Arbeitsplatz sind stark gefährdet. Alkoholismus ist eine der gravierendsten Krankheiten, was das Umfeld betrifft. Krebs und unheilbare Krankheiten sind zwar heftig und oft tödlich, doch haben sie weniger Auswirkungen auf das Umfeld und mehr auf den Patienten selbst. Ein Hauptgrund dafür ist das Stigma, mit dem die Alkoholkrankheit bis heut belegt wird. Es wird getuschelt, es wird mit dem Finger gezeigt und Schuld zugewiesen. All das macht es für die Angehörigen nur noch schlimmer.

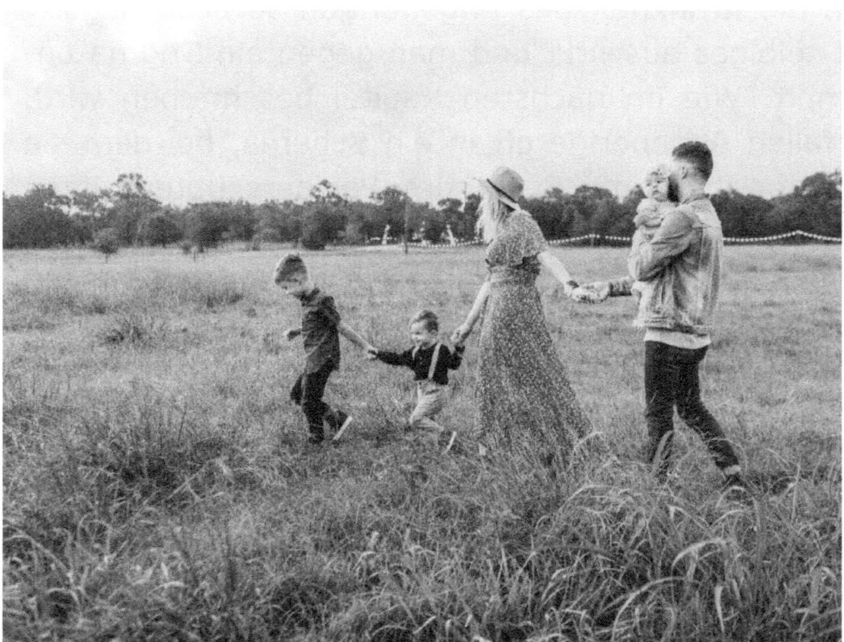

Auswirkungen auf Partner

Partner von Alkoholikern müssen oft mehr leiden, als die Kranken selbst. Sie sind auch, wenig überraschend, selbst in der Risikogruppe für Alkoholismus. Besonders schlimm ist es, wenn der Partner eines Alkoholkranken selbst kein großes Selbstwertgefühl hat oder finanziell vom Kranken abhängig ist. Oder schlimmer noch, beides.

Da Alkoholkranke häufig aggressiv sind, leiden diese Partner oft unter psychischem Missbrauch oder sogar häuslicher Gewalt. Viele, die finanziell von solch einem Partner abhängig sind, suchen keine Hilfe oder wollen keine Scheidung, da sie sonst nirgendwo hingehen können und den finanziellen Ruin fürchten.

Ein verringertes Selbstwertgefühl ist schädlich, weil sich die Krankheit des Angehörigen sowieso negativ auf selbiges auswirkt und man gegen ein Stigma ankämpft. Wie im nächsten Kapitel beschrieben wird, verfallen Angehörige oft in ein Schema, bei dem sie unbeabsichtigt die Sucht des Partners unterstützen und eventuell sogar stärken, nur damit diese geheim bleiben kann. Wenn Sie Partner eines Alkoholkranken sind, machen Sie unbedingt den Test in Kapitel 4.b, um zu sehen, ob eine Verhaltensänderung Ihrerseits helfen kann, den Betroffenen zur Einsicht und Akzeptanz von Hilfe zu bewegen.

Partner werden oft von Symptomen geplagt, die durch Stress und psychische Probleme verursacht werden. Dazu gehören sehr häufig Schlafprobleme, Depressionen, Nervosität, Magenprobleme und Migräne.

Partner fühlen sich häufig unter Druck gesetzt. Da der Alkoholkranke aggressiv sein kann, versucht man, ihn mit Samthandschuhen zu behandeln und auf keinen Fall zu verärgern. Wenn er seine Aufgaben nicht oder nur teilweise erledigen kann, nimmt man selbst mehr Verantwortung auf sich und arbeitet härter im Haushalt. Sofern der Alkoholkranke den Job verliert, leistet man selbst Überstunden oder sucht sich einen Zweitjob, um die Rechnungen weiterhin bezahlen zu können.

Ganz schwierig wird es, wenn es Kinder im Haushalt gibt. Diese können aus Versehen die Aggression des Alkoholikers auf sich ziehen, weil sie etwas Falsches sagen oder einfach nur zu laut sind. Da Alkoholiker ihren Aufgaben nicht mehr zuverlässig nachkommen, liegt es nun an einem Elternteil, sich um alles zu kümmern. Der Partner wird quasi zum Alleinerziehenden, auch wenn der andere Elternteil physisch noch anwesend ist.

Finanziell wird der Alkoholismus auch schnell zum Problem. Alkohol kostet Geld und gleichzeitig arbeitet der Betroffene oft weniger Stunden oder verliert die Arbeit ganz und damit auch das Einkommen der Familie. Besonders Familien mit alkoholkranken Mitgliedern haben in den meisten Fällen gravierende finanzielle Probleme. Armut und Alkohol sind ein doppeltes Stigma.

Als Angehöriger fühlt man sich in den meisten Fällen unglaublich machtlos. Der Süchtige wird von seiner Sucht gesteuert und kann gar nichts dagegen tun. Von alleine mit dem Trinken aufzuhören ist in den meisten

Fällen nicht oder nur für kurze Zeit möglich, ehe ein Rückfall eintritt. Es muss professionelle Hilfe her, sonst geschieht in der Regel auch nichts. Doch oft sind die Angehörigen so mit ihren eigenen Problemen beschäftigt, dass sie keine Energie mehr haben, nach Suchtprogrammen zu suchen und auch noch den Süchtigen dazu zu überreden, Hilfe zu holen und einen Entzug durchzumachen.

Das große Problem der Sucht ist ja schließlich, dass die Einsicht des Süchtigen fehlt. Während Partner sehr wohl wissen, dass eine Sucht mit all ihren negativen Folgen vorliegt, die somit auch professionelle Hilfe benötigt, sieht der Süchtige selbst die Lage oft ganz anders.

Im Großen und Ganzen wirkt sich die Alkoholkrankheit gravierend auf das Leben von Partnern aus. Sie haben selbst häufig eine geringere Leistung bei der Arbeit und weniger Geld zur Verfügung. Sie ziehen sich oft aus dem Leben zurück, weil es daheim mehr zu tun gibt oder weil sie die Krankheit vor anderen geheim halten möchten. So verlieren sie Freunde und Bekannte, mit denen sie keine Zeit mehr verbringen. Zudem gehen sie zunehmenden weniger aus. Unternehmungen wie ein Urlaub fallen häufig komplett weg. Allmählich reduziert sich das ganze Leben auf den Alkohol und dessen Auswirkungen.

Auswirkungen auf Kinder

Die Kinder sind ganz besonders betroffen, da es sich in wissenschaftlichen Untersuchungen gezeigt hat, dass Alkoholismus oft innerhalb einer Familie vererbt werden kann. Wenn also ein Elternteil (oder schlimmer noch, beide) unter der Alkoholkrankheit leiden, haben deren Kinder eine stark erhöhte Chance, selbst eines Tages alkoholkrank zu werden. Etwa 30% aller Alkoholsüchtigen geben an, dass mindestens ein Elternteil ebenfalls süchtig ist, oder war.

Schätzungen zufolge leben derzeit etwa zweieinhalb Millionen Kinder und Jugendliche in Deutschland in einer Familie, in der Sucht eine Rolle spielt. Leider sind diese oft vernachlässigt. Während es allerlei Suchthilfen und Therapien gibt, werden die Kinder von Süchtigen meistens vergessen und nicht behandelt oder wenigstens im Auge behalten.

Da die Sucht in den meisten Fällen mit einem oder mehreren psychischen und psychologischen Problemen einhergeht, sind Kinder auch davon betroffen. Kinder in Haushalten mit Alkoholikern haben eine stark erhöhte Wahrscheinlichkeit, Angststörungen, Depressionen und Persönlichkeitsstörungen zu entwickeln. Das muss nicht gleich in der Kindheit passieren. Das Trauma kann auch jahrelang unterdrückt werden und tief im Inneren der Kinder schlummern, nur um dann eines Tages im Erwachsenenalter herauszubrechen. Dies kann vor allem dann geschehen, wenn ein einschneidendes, negatives Ereignis auftritt.

Das bedeutet allerdings nicht, dass alle Kinder von Alkoholikern selbst zu Süchtigen werden oder psychische Probleme bekommen werden. Es ist für das Umfeld sehr wichtig, diese Kinder zu unterstützen, aber auf keinen Fall unter einen Generalverdacht zu stellen. Speziell Jugendliche von Alkoholikern als Alkoholiker zu bezeichnen, nur weil sie mal etwas getrunken haben, kann sich sehr negativ auf diese auswirken. Man überträgt damit das „du bist nichts wert und nur ein Versager"-Bild von den Eltern direkt auf deren Kinder, ohne dass diese etwas dazu beigetragen haben. Und wie wir bereits in den Ursachen gelernt haben, ist ein mangelhaftes Selbstwertgefühl einer der Gründe, warum jemand süchtig nach Alkohol werden kann.

Im Allgemeinen ist das Umfeld dieser betroffenen Kinder extrem wichtig. Es kann ihnen in bestimmten Situationen eine Art Elternersatz bieten. Wenn die Eltern kein gutes Beispiel abgeben können und sich nicht viel um die Kinder kümmern, suchen diese oft nach anderen Personen, zu denen sie aufschauen können. Jedes Kind braucht einen Helden, ein Vorbild und eine Vertrauenspersonen.

Wie immer, wenn es um Alkoholismus geht, heißt es auch hier: je früher die Krankheit erkannt und behandelt wird, desto besser. Je kürzer die Zeit, in der die Kinder unter der Krankheit der Eltern leiden, desto geringer die Chancen für bleibende zukünftige Schäden bei den Kindern.

Selbst wenn der Elternteil Probleme damit hat, die Sucht in den Griff zu bekommen, hat es sich gezeigt, dass es für die Kinder sehr förderlich ist, wenn trotzdem Rituale und Verhaltensmuster aus der Zeit von vor dem Alkoholismus beibehalten werden. Dies können gemeinsame Essen zu festgelegten Zeiten, stabile Bettzeiten, die eingehalten werden, und vieles mehr, sein. Besonders kleine Kinder brauchen einen geregelten und festen Rhythmus. Wenn dieser aufgrund eingeschränkter Funktionalität der Eltern durch Alkohol beeinträchtigt wird, dann sind die Kinder häufig orientierungslos und bekommen selbst Probleme.

Da Alkoholismus mit starken Stimmungsschwankungen einhergehen kann, sind Kinder häufig unsicher, was die Stimmung ihrer Eltern angeht. Manchmal werden sie für Dinge bestraft, die bisher in Ordnung gewesen zu sein schienen. Oder sie werden für Dinge bestraft, die sie nicht im Griff haben, wie beispielsweise das Einnässen bei Nacht.

Wenn Eltern von mehreren Kindern nur noch eingeschränkt ihren Aufgaben nachgehen, übernehmen oft ältere Geschwister die Erziehung der kleineren Kinder. Diese älteren Geschwister wachsen daher im Rekordtempo auf, da diese in einem jungen Alter Verantwortungen übernehmen, die sie noch längst nicht tragen können. In diesem Fall sollte das Umfeld dieser Geschwister darauf achten, ob die Verantwortung dieser Kinder nicht zu groß wird. Wenn ein Schüler beispielsweise plötzlich ab und zu fehlt und schlechtere Noten schreibt, kann es sein, dass er sich um jüngere Geschwister kümmert und nicht einfach ein fauler Teenager ist.

Kinder von Alkoholkranken sind stärker als alle anderen auf Lehrer, Freunde und die Gemeinschaft angewiesen. Diese sollten ihnen unter die Arme greifen, anstatt sie zu stigmatisieren.

Auswirkungen auf das Umfeld

Freunde und Bekannte stecken oft in einer Zwickmühle.

Wenn sie die Krankheit nicht erkennen, haben sie Schuldgefühle, weil sie es doch „erkennen müssten, sowas merkt man doch". Fakt ist, dass Freunde eine Alkoholkrankheit erst viel später bemerken, als Familienangehörige, da sie generell weniger Zeit mit dem Suchtkranken verbringen. Daraus kann man auch den Schluss ziehen, dass das Problem bereits sehr weit fortgeschritten ist und seit langer Zeit besteht, wenn Freunde es bemerken.

Wenn diese Bescheid wissen oder zumindest einen starken Verdacht hegen, dann fühlen sie sich dennoch machtlos. Einerseits würden sie gerne etwas tun und helfen, andererseits gehören sie nicht zur Familie und denken, es ginge sie nichts an und vermeiden es deshalb, sich darin einzumischen.

Auch hier gilt ähnlich wie bei Partnern, dass Hilfe durch Freunde oft wahrgenommen wird, als dass sie dem Süchtigen peinliche Situationen ersparen wollen und damit dazu beitragen, die Krankheit geheim zu halten. Durch gesellschaftliches Trinken ist es oft sehr schwierig, mit einem alkoholkranken Freund umzugehen. Man möchte ihm ja eigentlich helfen, trocken zu werden, aber der Kasten Bier gehört nun mal zur Grillparty dazu. Wenn alle auf das Trinken verzichten, fühlt sich der Süchtige wieder schuldig, weil er den anderen den Spaß verdirbt.

Es ist sehr schwierig, ihn in die Gruppe einzuschließen und gleichzeitig vom Alkohol fernzuhalten. Es bedarf eines guten Gesprächs innerhalb des Freundeskreises, in dem man offen darüber diskutieren kann, wie man dem Süchtigen gut helfen kann, ohne dass er sich schuldig fühlt.

Leider finden viele es einfacher, sich von der Person zu distanzieren, statt zu versuchen dieser zu helfen. Es gibt schließlich noch andere Freunde und man ist ja nicht der Babysitter oder die Mutter. Dies ist besonders der Fall, wenn Freunde bereits versucht haben, das Thema Alkoholkrankheit anzusprechen, aber dann nur aggressiv abgewiesen worden sind.

Es dauert sehr lange, bis Freunde durchdringen können, aber sie haben oft einen besseren Effekt als direkte Angehörige. Wenn Freunde das Problem bereits bemerkt haben und sich Sorgen machen, dann ist das vielen wichtiger, als wenn die Familie zum x-ten Mal nörgelt, dass man doch bitte Hilfe suchen soll.

Auswirkungen auf Beruf

Die Auswirkungen des Alkoholismus auf den Beruf sind oft gravierend. Alkoholkranke verlieren in vielen Fällen ihren Arbeitsplatz im Zuge der Sucht oder die Sucht wird durch den Verlust des Arbeitsplatzes verstärkt/verursacht.

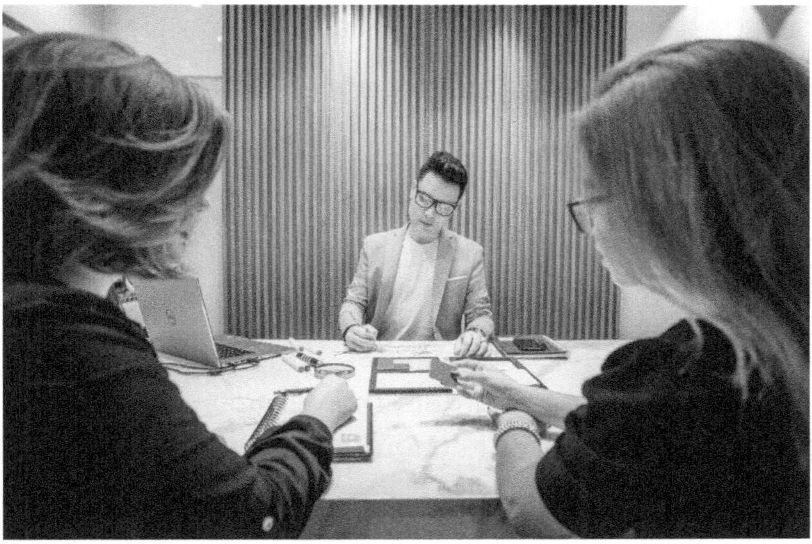

Beide Fälle sind schlecht, da Alkoholiker sowieso mit einem geringen Selbstwertgefühl zu kämpfen haben. In einer solchen Lage dann die Bestätigung des Arbeitsumfelds und Kollegen zu verlieren, gemeinsam mit der finanziellen Zukunft, ist niederschmetternd und wird oft mit einem erhöhten Alkoholkonsum kompensiert. Die berüchtigte Abwärtsspirale dreht sich ab diesem Zeitpunkt sehr viel schneller und steiler nach unten.

Neben dem Verlust des Arbeitsplatzes gibt es auch andere Auswirkungen von Alkoholismus im Beruf. Der Alkohol verringert die Lernfähigkeit, da das Gehirn unter Einfluss des Alkohols neue Informationen nicht richtig abspeichern kann. Dies ist nicht nur Schüler und Studenten, sondern generell für einen Großteil der Bevölkerung von Bedeutung, da die meisten von Ihnen beruflich immer wieder vor neue Herausforderungen gestellt werden.

In allen Berufen treten die folgenden Probleme mit Alkoholkranken am häufigsten auf:

- Aggression anderen gegenüber und scheinbar ständige Gereiztheit.
- Einschlafen am Arbeitsplatz.
- Schlechte Erledigung oder komplette Vernachlässigung von Aufgaben. Vergesslichkeit und eine scheinbar gleichgültige Haltung gehören ebenfalls dazu.
- Häufigere Krankmeldung, im Schnitt 2,5x öfter als Nicht-Alkoholiker.
- Verschlechterung von Seh-, Koordinations- und Reaktionsvermögen können zu Unfällen führen.
- Ebenso kann Überschätzung durch Alkoholeinfluss zu Unfällen führen.

Laut Weltgesundheitsorganisation (WHO) sind etwa 20% aller Unfälle am Arbeitsplatz dem Einfluss von Alkohol zuzuschreiben. Die Deutsche Hauptstelle für Suchtfragen schätzt, dass etwa 5% der Arbeitnehmer in Deutschland alkoholkrank sind und dass bis zu 11%

täglich bei der Arbeit Alkohol zu sich nehmen! Bei rund 45 Millionen Erwerbstätigen sind das knapp 5 Millionen Personen, die jeden Tag am Arbeitsplatz trinken!

Doch nicht nur der Alkohol selbst kann zu Problemen führen, sondern auch der Kater danach. Dies betrifft die Rauschtrinker und Episodentrinker, welche meistens bei der Arbeit trocken bleiben, aber am Tag nach dem Rausch mit einem Kater bei der Arbeit erscheinen und dann ziemlich unfähig sind, selbst die leichtesten Aufgaben zu meistern. Sie haben oft noch Restalkohol im Blut, obwohl sie tagsüber nichts trinken.

Manche Großbetriebe haben einen Vollzeit-Sozialberatungsdienst im Haus, der viel mit Suchtberatung, Überschuldung und psychischen Problemen innerhalb der Belegschaft hilft. Allerdings ist es selbst in diesen Betrieben mit diesen kompetenten Fachkräften selten, geeignete und vor allem zeitnahe Hilfe für Alkoholkranke zu erhalten. Der Betriebsarzt und Angestellte, die mit Arbeitssicherheit zu tun haben, sind häufig über Alkoholiker in der Belegschaft informiert, sind aber damit in der Regel auf sich alleine gestellt. In den meisten Betrieben fehlt bis heute ein gutes Programm zur Früherkennung solcher Probleme. Auch Krankenkassen, Berufsgenossenschaften und Kammern haben oft nur mangelhafte Präventions- und Erkennungsprogramme.

In Betrieben, in denen es erst gar keine derartigen Programme gibt, wird in den meisten Fällen gar nichts unternommen. Es ist für viele sehr schwierig zu erkennen, ob jemand unter einer Alkoholkrankheit leidet, da der Prozess so schleichend ist. Man muss bedenken, dass viele Alkoholkranke nicht zu den Spiegeltrinkern mit dauernder Fahne zählen. Oftmals kann man die Krankheit nur anhand langfristiger Änderungen in der Persönlichkeit und dem Verhalten eines Mitarbeiters feststellen.

In den meisten Fällen wird eine Krankheit erst dann festgestellt, wenn alkoholbedingt etwas passiert ist. Dazu kann ein Unfall zählen, der Verlust des Führerscheins in einem Beruf, in dem das Fahren zum Alltag gehört, oder massive arbeitsvertragliche Verletzungen.

Dies ist leider sehr tragisch, da es oft erst zu einem Unfall kommen muss, bevor etwas geschieht, obwohl hinterher viele Kollegen zugeben, dass sie den Verursacher bereits einer Alkoholkrankheit verdächtigt haben.

Dies ist ein weiterer Grund, warum die Früherkennung und Einsicht des Süchtigen eine große Rolle spielt. Man kann nicht nur den Verlust des Arbeitsplatzes verhindern, sondern auch Unfälle.

4. Selbsttest - So schätzen Sie Ihre Situation ein

Von etwa 1,3 Millionen Alkoholkranken in Deutschland sind nur etwa 300.000 in Behandlung. Das liegt oft daran, dass die Krankheit nicht erkannt wird. Der Übergang von normalem Trinken zu einer Sucht ist fließend und oft ist es den Patienten deshalb gar nicht klar, dass sie ein Problem haben.

a. Die persönliche Sucht erkennen

Es gibt ein paar allgemeine Hinweise darauf, dass man sich auf dem sicheren Weg in eine Alkoholkrankheit befindet, oder bereits dort angekommen ist:

- Man trinkt zunehmend öfters.
- Die Mengen werden immer größer.
- Man trinkt gern alleine.
- Man überschreitet die gewollte Alkoholmenge regelmäßig.
- Es gibt rauschbedingte Filmrisse.
- Negative Folgen durch Alkoholkonsum tauchen auf, man trinkt aber weiter.
- Man verheimlicht, wie viel man trinkt.
- Man wird von anderen auf sein Trinkverhalten angesprochen.

Haben Sie bei mindestens drei dieser Sätze selbst zugestimmt? Dann kann es sein, dass Sie ein Trinkproblem haben.

Die Weltgesundheitsorganisation hat einen wissenschaftlich fundierten Selbsttest entworfen, den Sie gründlich und ehrlich beantworten sollten. Zählen Sie anschließend Ihre Punkte zusammen.

Hinweis: „Ein Getränk" besteht hier aus der folgenden Menge: 0,33 Liter Bier oder 0,2 Liter Wein oder ein Schnapsglas mit Hochprozentigem. Folglich wird eine halbe Bier mit 1,5 Getränken bemessen.

1. Wie oft nehmen Sie ein alkoholhaltiges Getränk zu sich?
    a. Nie (0 Punkte)
    b. 1x pro Monat oder weniger (1 Punkt)
    c. 2 - 4x pro Monat (2 Punkte)
    d. 2 - 3x pro Woche (3 Punkte)
    e. 4x pro Woche oder öfter (4 Punkte)

   Falls Ihre Antwort a. ist, können Sie direkt zu Frage 9 weitergehen.
2. Wenn Sie trinken, wie viele alkoholische Getränke nehmen Sie dann zu sich?
    a. 1 - 2 Getränke (0 Punkte)
    b. 3 - 4 Getränke (1 Punkt)
    c. 5 - 6 Getränke (2 Punkte)
    d. 7 - 9 Getränke (3 Punkte)
    e. 10 oder mehr Getränke (4 Punkte)
3. Wie oft trinken Sie sechs oder mehr alkoholische Getränke an einem Tag?
    a. Nie (0 Punkte)
    b. Ein paar Mal pro Jahr (1 Punkt)
    c. Etwa 1x pro Monat (2 Punkte)
    d. Etwa 1x pro Woche (3 Punkte)
    e. Mehrmals pro Woche (4 Punkte)
4. Wie oft haben Sie in den letzten 12 Monaten festgestellt, dass Sie mit dem Trinken nicht

mehr aufhören konnten, sobald Sie damit begonnen hatten?

a. Nie (0 Punkte)
b. Ein paar Mal pro Jahr (1 Punkt)
c. Etwa 1x pro Monat (2 Punkte)
d. Etwa 1x pro Woche (3 Punkte)
e. Mehrmals pro Woche (4 Punkte)

5. Wie oft haben Sie in den letzten 12 Monaten aufgrund des Trinkens Erwartungen nicht erfüllen können?
   a. Nie (0 Punkte)
   b. Ein paar Mal pro Jahr (1 Punkt)
   c. Etwa 1x pro Monat (2 Punkte)
   d. Etwa 1x pro Woche (3 Punkte)
   e. Mehrmals pro Woche (4 Punkte)
6. Wie oft haben Sie in den letzten 12 Monaten morgens erst mal etwas Alkoholisches gebraucht, nachdem Sie am Tag zuvor getrunken hatten?
   a. Nie (0 Punkte)
   b. Ein paar Mal pro Jahr (1 Punkt)
   c. Etwa 1x pro Monat (2 Punkte)
   d. Etwa 1x pro Woche (3 Punkte)
   e. Mehrmals pro Woche (4 Punkte)

7. Wie oft haben Sie in den letzten 12 Monaten Schuldgefühle wegen Ihres Alkoholkonsums gehabt?
   a. Nie (0 Punkte)
   b. Ein paar Mal pro Jahr (1 Punkt)
   c. Etwa 1x pro Monat (2 Punkte)
   d. Etwa 1x pro Woche (3 Punkte)
   e. Mehrmals pro Woche (4 Punkte)
8. Wie oft haben Sie sich in den letzten 12 Monaten aufgrund von Alkoholkonsum nicht mehr an alles erinnern können, was während des Trinkens geschah (Filmriss)?
   a. Nie (0 Punkte)
   b. Ein paar Mal pro Jahr (1 Punkt)
   c. Etwa 1x pro Monat (2 Punkte)
   d. Etwa 1x pro Woche (3 Punkte)
   e. Mehrmals pro Woche (4 Punkte)
9. Haben Sie jemals sich oder andere unter Alkoholeinfluss verletzt?
   a. Nie (0 Punkte)
   b. Ja, aber nicht in den letzten 12 Monaten (2 Punkte)
   c. Ja, in den letzten 12 Monaten (4 Punkte)
10. Wurden Sie schon einmal von einer Person aus Ihrer Verwandtschaft, Ihrem Freundeskreis o-

der von Ihrem Arzt auf Ihr Trinkverhalten angesprochen? Wurde Ihnen schon einmal geraten, deswegen Hilfe zu suchen?

a. Nie (0 Punkte)
b. Ja, aber nicht in den letzten 12 Monaten (2 Punkte)
c. Ja, in den letzten 12 Monaten (4 Punkte)

Vergleichen Sie nun Ihre Gesamtpunktzahl mit der folgenden Risikobewertung:

1 - 7 Punkte: Geringes Risiko einer Alkoholkrankheit (grüner Bereich).

8 - 14: Erhöhte Gefahr einer Alkoholsucht. Behalten Sie Ihren Alkoholkonsum im Blick und versuchen Sie alles, um ihn zu reduzieren (gelber Bereich)!

15 Punkte oder mehr: Es ist sehr wahrscheinlich, dass Sie Alkoholkrank sind. Bitte suchen Sie unverzüglich ärztlichen Beistand (roter Bereich)!

b. Test für Familienmitglieder / Angehörige

Angehörige sind in der Regel nicht an der Alkoholkrankheit eines Betroffenen schuld. Dennoch können sie Grund dafür sein, dass der Alkoholkranke keine Hilfe sucht oder sie können sogar aktiv eine Abhängigkeit unterstützen. Man nennt dies Co-Abhängigkeit. So schlimm das auch klingt, machen Sie sich keine Vorwürfe.

Was dazu führt, ist in den meisten Fällen keine böse Absicht, sondern eher Hilflosigkeit, Selbstschutz (im Falle von aggressiven Alkoholikern) und Unwissen über die Alkoholkrankheit.

Beantworten Sie die folgenden Fragen, und zählen Sie dabei, wie oft Sie mit *Ja* antworten:

- Fühlen Sie sich schuldig an der Sucht Ihres Angehörigen?
- Gibt Ihnen die Sucht des Angehörigen ein Gefühl der Stärke?
- Helfen Sie Ihrem Angehörigen, die Sucht zu vertuschen?
- Meiden Sie das Thema Alkoholismus in der Öffentlichkeit?
- Trinken Sie manchmal, nur damit er nicht alleine trinken muss?
- Helfen Sie dem Angehörigen, Dinge zu erledigen, die er aufgrund von Trunkenheit nicht mehr tun kann?

- Haben Sie aufgrund des Alkoholkonsums schon Ihrem Angehörigen Dinge angedroht, die Sie dann aber nicht durchgezogen haben?
- Schwankt Ihre Stimmung gemeinsam mit dem Zustand des Angehörigen?
- Fühlen Sie sich angesichts der Alkoholkrankheit machtlos?
- Wirkt sich der Alkoholkonsum des Angehörigen auf Ihre gemeinsame Beziehung aus?
- Gibt es durch die Alkoholkrankheit finanzielle Probleme?

Ergebnisse:

0x Ja: Sie haben viel über Alkoholismus verstanden und können Ihrem Angehörigen gut beistehen (grüner Bereich).

1 – 3x Ja: In manchen Situationen helfen Sie Ihrem Angehörigen, weiter in die Sucht abzurutschen. Versuchen Sie, Ihr Verhalten zu ändern (gelber Bereich).

Über 4x Ja: Überdenken Sie Ihre Situation und suchen Sie Hilfe. Sie können erst einmal selbst eine Suchtberatungsstelle kontaktieren und Hilfe suchen, bevor Sie Ihren betroffenen Angehörigen einweihen (roter Bereich).

5. Der Weg zurück in ein geregeltes Leben

Der schwierigste Schritt raus aus der Abhängigkeit ist zugleich auch der Schritt, den Sie zu Beginn gehen sollten: die Einsicht! Ein Alkoholabhängiger hat oft keine Einsicht und findet seinen Konsum von Alkohol überhaupt nicht problematisch. Er kann zwar wissen, dass er unter einer Sucht leidet, weigert sich aber trotzdem, Hilfe anzunehmen und eine Therapie zu beginnen. Oft hängt das auch mit einem Stigma zusammen. *Was werden den die Nachbarn/ Freunde/ Kollegen denken, wenn man plötzlich in Therapie geht? Man ist ja schließlich kein Fall für die Klapsmühle, sondern hat nur ein kleines Problemchen mit dem Trinken.*

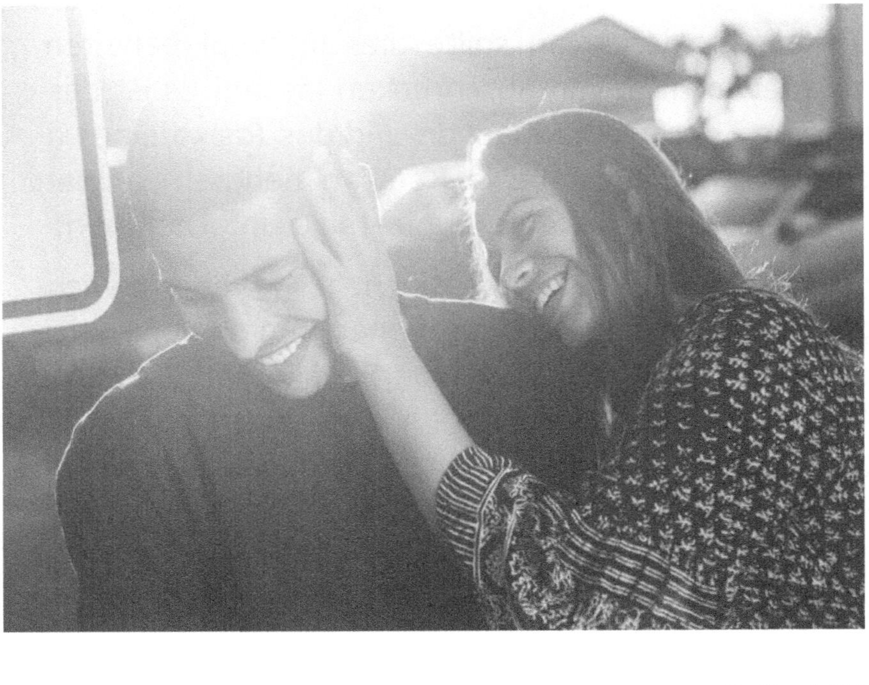

Manche Abhängige würden eigentlich gerne eine Therapie anfangen, haben aber häufig Angst davor. Die Angst kann viele Gesichter haben: Angst vor den Entzugssymptomen (dies passiert meist bei Rückfällen) oder Angst vor dem Kontrollverlust, weil jetzt die Therapeuten bestimmen, wie es weitergeht im Leben. Auch die Angst vor dem Eingeständnis einer Sucht vor sich und anderen ist ein häufiger Begleiter von Alkoholkranken.

Es gibt ein großes Risiko für Rückfälle. Dabei steigt das Risiko mit der Zeit, die der betroffene mit der Sucht gelebt hat. Wie vorhin beschrieben, passieren im Gehirn mehrere Veränderungen, die einen nur noch tiefer in die Sucht treiben. Leider ist dieses Risiko für Rückfälle allgegenwärtig. Jemand kann seit vielen Jahren trocken sein und dennoch auf einmal einen Rückfall erleiden. Man sollte dies im Kopf behalten, sich aber nicht davon abschrecken lassen! Es ist besser, eine Therapie zu machen und das Risiko eines oder mehrerer Rückfälle in Kauf zu nehmen, anstatt einfach weiterzutrinken und nichts zu unternehmen.

Egal, welche Therapie man macht, es ist enorm wichtig, sich dabei an die vorgegebenen Regeln der Therapeuten zu halten. Rückhalt von Familie und Freunden ist ebenfalls sehr förderlich für die Patienten! Der Alkoholkranke wird keine leichte Zeit durchmachen und die Therapie und den Entzug mehr als nur einmal hassen. Wenn in dieser Zeit nahestehende Menschen Mut zusprechen und den Patienten für bereits erreichte Erfolge loben, wird sich dies positiv auf den Weg zurück ins Leben auswirken.

a. Methoden, um die Alkoholsucht zu bekämpfen

Es ist wichtig, dass Sie verstehen, dass Hilfe da ist. Und zwar auf jedem einzelnen Wegabschnitt der Alkoholsucht. Mit anderen Worten: Sie müssen nicht erst eine Sucht entwickeln, um Hilfe zu bekommen, aber auch umgekehrt können Sie bereits seit Jahrzehnten süchtig sein und es wird immer noch Hilfe für Sie geben!

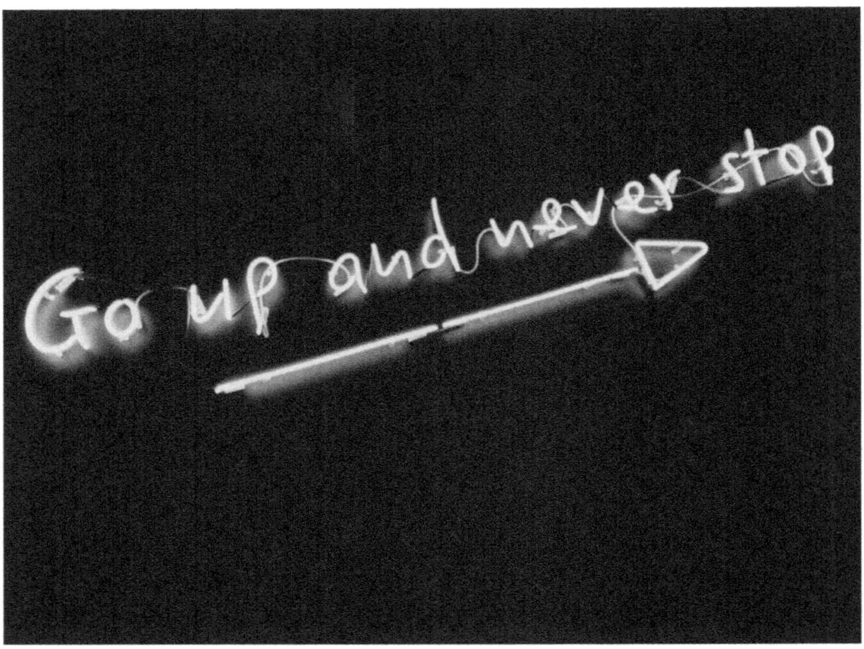

An dieser Stelle haben Sie hoffentlich bereits den Selbsttest durchgeführt und eine Punktzahl in grüner, gelber oder roter Farbe bekommen.

Es kann vorkommen, dass Sie noch im grünen Bereich sind, sich aber Sorgen um eine künftige Sucht machen, weil Ihr Alkoholkonsum entweder steigend ist oder weil jemand in der Familie süchtig ist. Kein Problem, wenden Sie sich an eine Suchtberatungsstelle. Sie können sich auch jetzt schon beraten lassen und Hilfestellung bekommen, um nicht in den gelben oder gar roten Bereich abzurutschen.

Falls Ihre Punkte im gelben Bereich liegen, sind Sie zwar noch nicht süchtig, haben aber einen Alkoholkonsum, den Sie überdenken sollten. Wenn Sie einfach so weitermachen, ist es recht wahrscheinlich, dass Sie eines Tages in den roten Bereich wandern – unter Umständen ohne dies überhaupt zu bemerken.

Es gibt bereits spezielle Hilfsprogramme wie z.B. das Kurzinterventions-Programm, für Sie. Hierbei handelt es sich um höchstens vier Beratungstermine, welche jeweils nicht länger als eine Stunde dauern. Ein Therapeut wird Ihren Konsum mit Ihnen besprechen und sich ein Bild über Ihre Lage verschaffen. Dies wird dem Selbsttest sehr ähneln. Dann wird er gemeinsam mit Ihnen auf die Suche nach den Ursachen gehen und einen persönlichen Plan für Sie aufstellen, wie Sie Ihren Alkoholkonsum nachhaltig reduzieren können. Außerdem kann der Therapeut Ihnen weitere Hilfe vermitteln, beispielsweise einen Arzt, wenn physische Folgen des Konsums vorliegen oder einen Psychotherapeuten, falls es psychologische Ursachen für Ihr Dilemma gibt. Die Kurzintervention ist dabei von einer Motivierenden Gesprächsführung geprägt. Betroffene wissen oft, dass sie ein Problem haben, aber es fehlt ihnen an Lust oder Energie, sich dieses Problems anzunehmen. Die Motivierende Gesprächsführung ist hier sehr förderlich, da sie den Betroffenen klare Ziele gibt und gute Gründe darlegt, warum sie selbstständig ihr Problem in Angriff nehmen sollten.

Falls Sie bereits im roten Punktebereich sind, ist es Zeit für einen Entzug und eine Therapie.

Bei Alkoholismus gibt es nur eine dauerhafte Lösung: völlige Abstinenz. Dies liegt an der Natur der körperlichen Suchtsymptome. Wenn man die Alkoholmenge nur auf ein gesünderes Level reduziert, wird der Kranke ständig Entzugssymptome haben, welche ihm dem freien Willen rauben und ihn wieder zu mehr Alkoholkonsum antreiben. Einzig die komplette Abstinenz wird wirken. Der Patient wird nach dem Entzug normal und symptomfrei sein.

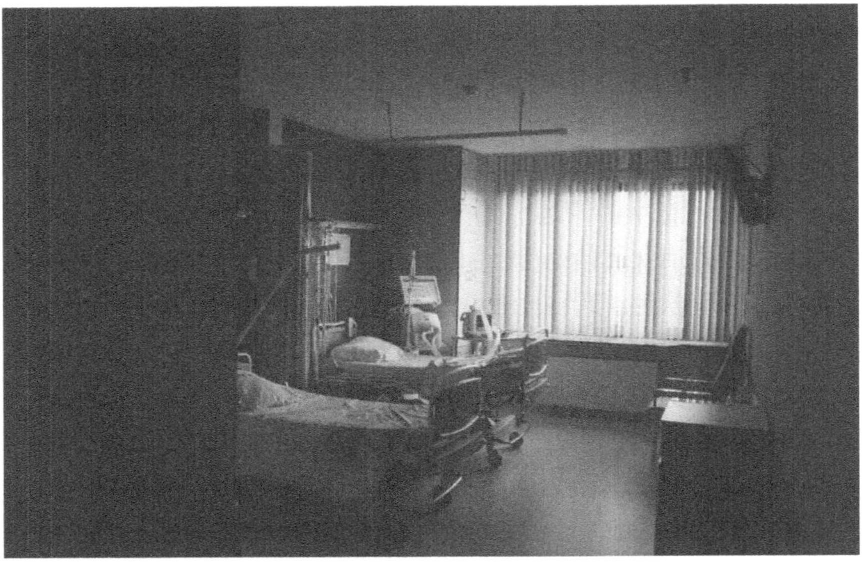

Ein Entzug wird am besten in einem stationären Aufenthalt in einer Suchtklinik durchgeführt. Hier werden Sie nicht nur medizinisch überwacht, sondern Sie bekommen vom ersten Moment an psychologische Unterstützung. Sie werden in Ihrer Misere also nicht alleine gelassen, sondern es wird Ihnen an vielen Stellen unter die Arme gegriffen, um den Weg zurück ins Leben zu finden. Zusätzlich gibt es Beschäftigungstherapie und Gespräche zur Unterstützung einer Lebensneugestaltung. Die anfängliche Entgiftungsphase dauert etwa 10 Tage, darauf folgt die Entwöhnungsphase, welche bis zu acht Wochen dauern kann. In dieser zweiten Phase werden die mentalen Probleme stark bearbeitet, damit der Patient am Ende wieder seinen eigenen freien Willen zurückbekommen kann und andere Dinge im Kopf hat, als nur den Alkohol. Es wird auch eine Verhaltenstherapie angeboten, welche den Süchtigen auf das Leben nach der Entwöhnung vorbereitet. Hier werden viele Rollenspiele durchgeführt, die Sie auf Situationen vorbereiten, in denen Ihnen Alkohol angeboten wird, den Sie nun aber ablehnen werden. Sie lernen, elegant abzulehnen, offen mit Ihrer Krankheit umzugehen und welche Situationen Sie am besten vollständig meiden. Hier können Sie auch zahlreiche Fragen stellen, die auf Ihre Situation angepasst sind. Jeder führt ein anderes Leben und deshalb hat jeder andere Risikosituationen, die er künftig meistern muss.

Es gibt auch Programme, die ausschließlich ambulant arbeiten. Diese sind aber bei einer Sucht nur in wenigen Fällen zu empfehlen. Oft hilft das neue und kontrollierte Umfeld einer stationären Behandlung, sich ausschließlich auf die Heilung zu konzentrieren. Außerdem ist es medizinisch empfehlenswert, zumindest die Entzugsphase in stationärer Behandlung durchzuführen, da der Körper hierbei an seine Belastungsgrenzen kommt und Ärzte schnell eingreifen können.

In der Entwöhnungsphase wird häufig auch die Familie miteinbezogen. Einerseits, um selbst Heilung zu finden, da die Familie selbst von der Alkoholkrankheit stark beeinträchtigt wurde. Andererseits, um die Heimkehr des Betroffenen nach dem Entzug vorzubereiten.

Nach der Entwöhnungsphase folgt eine Entlassung nach Hause in die ambulante Behandlung. Dies ist oft ein schwieriger Schritt, da der Patient nun von der geschützten Umgebung des Suchtklinik in die alte Umgebung zu Hause zurückkehrt, wo alle Probleme wieder auf ihn einstürzen können. In dieser Phase ist die Unterstützung durch Freunde und Familie sehr wichtig. Der Patient wird hier allerdings auch oft selbst das eigene Leben überdenken und eventuell umkrempeln. Es hat sich gezeigt, dass bei trockenen Alkoholikern beispielsweise eine erhöhte Scheidungsrate vorliegt.

An dieser Stelle wird weiterhin viel ambulante Therapie erfolgen, um die psychischen Ursachen und Folgen der Alkoholkrankheit in den Griff zu bekommen. Außerdem sollte der Patient einer Selbsthilfegruppe, wie den Anonymen Alkoholikern, beitreten. Diese Gruppen bieten eine starke Unterstützung, da hier Betroffene ihre Erfahrungen austauschen und einander Tipps geben können.

In der Zukunft ist es am Besten, ein Leben lang eine völlige Abstinenz beizubehalten. Es gibt auch ehemalige Alkoholiker, die ein bisschen trinken, allerdings ist hier die Gefahr eines Rückfalls höher, als bei denen, die abstinent leben. Das liegt daran, dass Alkoholkrankheit ein chronisches Problem ist, das mit jeder Aufnahme von Alkohol Trigger auslöst, die wieder zu einem Rückfall führen können. Selbst kleinste Mengen in Produkten, die uns gar nicht als alkoholhaltig bekannt sind, können wieder zum Trinken animieren – siehe Kapitel 5.c.

Stellen Sie sicher, dass Ihre Therapie oder Selbsthilfegruppe einen Notfallplan für eventuelle Rückfälle hat. Teilen Sie diesen Notfallplan unbedingt mit Ihren Angehörigen!

b. Rückfälle verkraften

Da Alkoholismus eine chronische Krankheit ist, kann es ein Leben lang zu Rückfällen kommen. Je länger der Betroffene trocken ist, desto geringer die Chance für einen Rückfall, aber ganz auszuschließen ist es nicht.

Etwa 70% bis 90% aller Alkoholiker erleiden Rückfälle und die meisten sind mit der richtigen Unterstützung durch Suchtklinik und Selbsthilfegruppe schnell verkraftet. Nicht jeder Rückfall führt unweigerlich zurück in die Abhängigkeit. Oft dient er nur als Vorwarnung, dass man ein gewisses Verhalten oder eine gewisse Umgebung künftig meiden sollte. Rückfälle sind kein Versagen der Therapie oder des Süchtigen, sondern ein fester Bestandteil der Alkoholkrankheit.

Leider ist es als Suchtkranker oft hilfreich, Kontakte zu bestimmten Freundeskreisen zu meiden, wenn dort viel getrunken wird und speziell, wenn diese Freunde eine Abstinenz nicht akzeptieren. Das bedeutet das Ende von so manchen Freundschaften.

Es kann jedoch immer mal wieder vorkommen, dass Sie aus Versehen ein Stück Torte oder eine Praline essen, die mit Alkohol versetzt ist. Das ist ein Missgeschick, kein Rückfall. Halten Sie sich Ihren Fehler vor Augen und meiden Sie es tunlichst, mehr davon zu essen.

Ein Rückfall muss unbedingt sofort als solcher erkannt und behandelt werden. Der Betroffene wird manchmal allen Mut verlieren und dann gleich zum zweiten und dritten Getränk greifen, weil es ja „eh zu spät ist". Hier sind die Angehörigen gefragt, sich besorgt mit dem Betroffenen hinzusetzen und den Notfallplan zu aktivieren. Oft gibt es hier, anders als vor der ersten Therapie, die nötige Einsicht, dass ein gewaltiges Problem vorliegt. Hier spielt der mangelnde Selbstwert wieder eine große Rolle.

Der schleichende Rückfall ist eine besonders fiese Situation. Er kann vorkommen, wenn man nicht komplett abstinent lebt, sondern kontrolliert trinkt. Beim schleichenden Rückfall wird sich der Alkoholkonsum allmählich erhöhen, bis er wieder zur Sucht ansteigt. Dieser Rückfall ist besonders in der Anfangszeit von Angehörigen und Außenstehenden nur schwer zu erkennen. Wer zu schleichenden Rückfällen neigt, sollte es künftig mit kompletter Abstinenz versuchen.

Zur Vermeidung von Rückfällen gehört es, Warnzeichen rechtzeitig zu erkennen.

- Der trockene Rückfall. Dabei trinkt man nichts, verfällt aber in alte Muster, die zur Sucht beigetragen haben. Dazu gehören Besuche der alten Kneipe und Treffen mit Trinkkumpanen, die Rückkehr der früheren Stimmungsschwankungen und Gereiztheit oder gar Aggressionen.
- Körperliche Symptome, wie Schlaflosigkeit, Zittern, Herzklopfen, Schweißausbrüche oder Durstgefühl.
- Gedanken, wie „einmal ist in Ordnung", „es hilft, ein Bier zu trinken" oder „ich kann es doch kontrollieren" sind oft Vorzeichen eines Rückfalls.

- Negative Emotionen und Ereignisse. Besonders solche, die dem Betroffenen das Gefühl von Machtlosigkeit vermitteln.
- Unbeschwertheit und positive Ereignisse können zu spontanem Konsum führen. Beispielsweise „zur Feier des Tages" Alkohol zu trinken.
- Konflikte: Streit, Probleme, Verlust des Arbeitsplatzes, usw. können zu alten Verhaltensmustern verleiten.

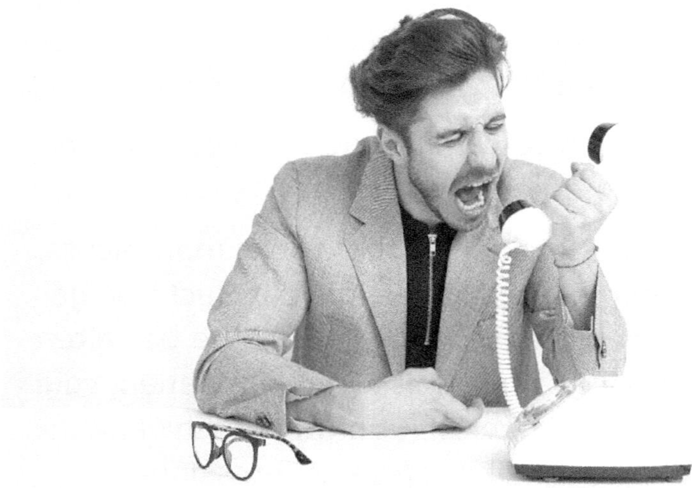

Wenn diese Anzeichen gegeben sind, sollte man sofort eingreifen und sich ablenken. Schon eine kalte Dusche wirkt oft Wunder. Auch Aktivitäten, die Konzentration erfordern, wie z.B. Sport oder Essen, können die notwendige Ablenkung bieten. Wenn Sie ein Suchttagebuch führen, schreiben Sie alles darin auf. Wenn Sie keines haben, nehmen Sie einfach ein Blatt Papier in die Hand und schreiben Sie alles auf, was Ihnen gerade durch den Kopf geht und wieso Sie sich gerade jetzt zum Alkohol hingezogen fühlen. Das kann helfen, Ihnen den Kopf zu befreien und Ihre Situation aus einer anderen Perspektive zu betrachten. Trinken Sie große Mengen nicht-alkoholischer Getränke, vor allem Wasser. Wenn Ihr Durstgefühl getilgt wird, haben Sie nur noch halb so viel Lust auf Alkohol.

c. Lebensumstellung

Eine komplette Abstinenz ist die beste Methode, um dauerhaft trocken zu bleiben. Dadurch vermeidet man bestimmte Trigger, die wieder zur Sucht führen können. Leider ist die Abstinenz manchmal schwieriger als gedacht. Natürlich kann auf alkoholische Getränke verzichtet werden, aber der Alkohol kommt in mehr Produkten vor, als nur in Bier, Wein und Schnaps.

Viele Produkte, wie zum Beispiel Milchschnitte und Toastbrot, enthalten Konservierungsstoffe, die auf Alkohol basieren. Manche Hefeprodukte riechen beim Öffnen nach Alkohol (speziell nach Bier). Viele, viele Medikamente enthalten Alkohol und auch die Betäubungsspritze beim Zahnarzt kann Alkohol enthalten.

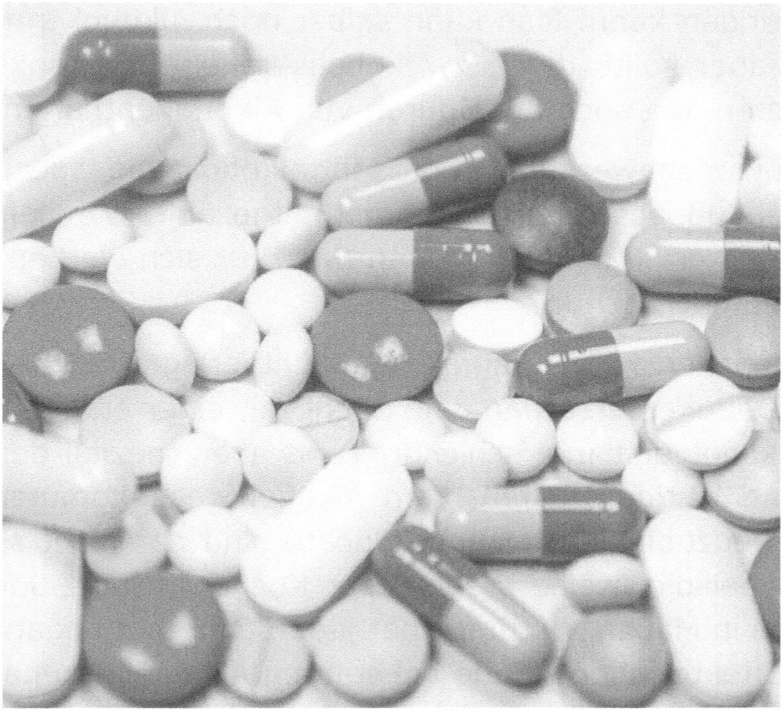

In Restaurants ist es ebenfalls manchmal schwierig zu beurteilen, in welchen Gerichten sich Alkohol verstecken könnte. Rotweinsoßen werden oft noch im Menü als solche deklariert, aber in der Dessertkarte ist es schwierig, Alkohol festzustellen. Unnötig zu erwähnen, dass Dinge wie Schwarzwälder Kirschtorte und Tiramisu der Vergangenheit angehören sollten.

Das Umfeld ist besonders wichtig. Freunde und Familie müssen verstehen, was Abstinenz bedeutet. Ein alkoholfreies Bier enthält eigentlich noch ein bisschen Alkohol. Man muss also akzeptieren, dass jemand völlig trocken ist und einen glücklichen Abend mit Cola verbringen kann. Man kann selber noch Alkohol trinken, aber sollte dem Ex-Alkoholiker keine Getränke anbieten, die auch nur Spuren von Alkohol enthalten!

Auch Fernsehwerbung ist oft sehr alkohollastig, speziell bei Fußballspielen. Schonmal mitgezählt, wie viele Biermarken in einem einzigen Spiel für sich werben? Unglaublich, richtig?

In manchen Fällen kann eine Suchtverlagerung helfen. Dabei ersetzt man eine Sucht mit einer anderen. Das klingt erst mal schlecht, kann aber speziell den stark Süchtigen helfen, vom Alkohol wegzukommen und wegzubleiben. Manche Süchte sind gar nicht so übel, beispielsweise Essen (oder Kochen), Sport und Kaffee in Maßen. Natürlich hat jede Sucht ihre negativen Effekte, aber gerade bei starken Alkoholikern hat sich Kaffee als gute Ersatzsucht bewiesen.

6. Tipps & Tricks

a. Für Betroffene

- Alkoholismus ist eine Krankheit und keine Schwäche! Betrachten Sie den Alkoholismus als einen Krankheitserreger und nicht als Zeichen Ihrer Dummheit.
- Sie können nicht durch pure Willenskraft aufhören. Sie haben körperliche Symptome, die von einem Arzt behandelt werden müssen.
- Haben Sie keine Angst vor Entzug und Therapie! Sie werden Ihr Leben wieder zurückbekommen und Ihnen wird es so viel besser gehen!
- Therapeuten verurteilen Sie nicht!
- Es ist absolut keine Schande, sich ein Alkoholproblem einzugestehen und Hilfe zu suchen. Im Gegenteil, es zeigt Ihre Stärke und Ihr Umfeld wird sehr stolz auf Sie und Ihre Selbsterkenntnis sein.
- Lassen Sie sich von einem Rückfall nicht entmutigen. Dies kann vorkommen und ist ebenfalls keine Schande und kein Zeichen von Schwäche. Wenden Sie sich unverzüglich an Ihren Therapeuten und Ihre Selbsthilfegruppe.
- Setzen Sie sich Ziele, die Sie erreichen können. Das können ganz einfache Ziele sein, wie beispielsweise jeden Morgen um dieselbe Zeit aufzustehen.
- Setzen Sie sich nicht unter Druck. Nicht jeder erreicht Therapieziele in der gleichen Zeit.

- Halten Sie sich einen Spiegel vors Gesicht. Hinterfragen Sie jeden Ihrer Gedanken über Alkohol. Wieso denken Sie an Alkohol? In welchen Situationen?
- Machen Sie sich eine Liste mit Alternativen für Alkohol. Wenn Sie von dem Bedürfnis nach Alkohol überwältigt werden, nutzen Sie diese Liste. Vorkommen können nicht-alkoholische Getränke, Lebensmittel, Aktivitäten und mehr.
- Ziehen Sie regelmäßig Bilanz. Sie haben mehr erreicht, als Sie glauben. Es hilft, ein Suchttagebuch zu führen.
- Finden Sie Ablenkung in neuen Hobbys oder neuen Freundschaften.
- Sport oder Entspannungsmethoden (Yoga, etc.) helfen.
- Schreiben Sie sich auf, welche Konsequenzen ein Rückfall mit sich ziehen wird.
- Notieren Sie sich, welche Dinge Sie erreichen möchten (Urlaub, Heimwerkerprojekte, Garten, sportliche Ziele, Führerschein zurückbekommen, ...).
- Gehen Sie offen mit Ihrer Krankheit um. Wenn Sie neue Freundschaften schließen, sagen Sie ganz offen, dass Sie nicht trinken, weil Sie trockener Alkoholiker sind. Wenn diese Personen Sie nicht verstehen, suchen Sie sich neue Freunde. Wahre Freunde haben Verständnis!

- Bauen Sie sich ein stabiles soziales Netzwerk auf.
- Machen Sie sich einen Plan für einen Rückfall. Welche Nummern rufen Sie an? Wer kann Ihnen in welchen Situationen beistehen?
- Bleiben Sie am Ball. Selbsthilfegruppen sind immer für Sie da – nutzen Sie das Angebot, auch wenn Sie schon seit längerer Zeit trocken sind.
- Werden Sie nicht selbstgefällig! Nur, weil Sie seit 10 Jahren trocken sind, heißt das nicht, dass die Gefahr eines Rückfalls vorbei ist.
- Werden Sie Mentor für andere Süchtige. Wenn Sie schon länger trocken sind, können Sie in der Selbsthilfegruppe jemandem unter die Arme greifen, der gerade erst aus der stationären Behandlung entlassen wurde. Dies wird Ihnen auch Ihren hervorragenden Fortschritt zeigen und zu neuer Motivation im Leben führen.

b. Für Angehörige und Freunde

Da es bei den Betroffenen oft an Einsicht mangelt, haben Angehörige es nicht leicht, den Süchtigen überhaupt auf sein Problem aufmerksam zu machen. Wir möchten Ihnen daher ein paar Tipps geben, die Ihnen helfen sollen, dem Betroffenen Ihre Sichtweise zu schildern und ihn auf seinem Weg in die Nüchternheit zu begleiten:

- Sie sind nicht alleine! Es gibt viele Suchtberatungsstellen vor Ort und auch Selbsthilfegruppen für Angehörige. Nutzen Sie diese!
- Sie sind nicht schuld an der Sucht! Im aggressiven Verhalten kann der Süchtige Sie beschuldigen, dass er wegen Ihnen süchtig ist. Das stimmt nicht! Süchtige suchen immer nach Ausreden, warum sie jetzt gerade trinken können. Partner sind oft ein beliebtes Mittel, da diese rund um die Uhr verfügbar sind.
- Verstehen Sie, dass der Süchtige vom Alkohol gesteuert wird. Er ist nicht er selbst und hat keinen freien Willen.
- Sprechen Sie mit dem Alkoholkranken, wenn er nüchtern ist (vorausgesetzt, es handelt sich nicht um einen Spiegeltrinker). Im Zustand der Trunkenheit kann er aggressiv werden oder hinterher einen Filmriss haben und sich an nichts erinnern.
- Zeigen Sie eine stets empathische Grundhaltung: auch wenn es Sie höchstwahrscheinlich

nervt, dass jemand sich mit Alkohol so zugrunde richtet, wird Aggression oder anderweitig fehlende Empathie nicht viel erreichen. Bleiben Sie cool und brechen Sie das Gespräch lieber ab, bevor Sie verärgert werden.

- Lügen Sie nicht für den Süchtigen! Wenn er wegen Trunkenheit bei der Arbeit fehlt, erfinden Sie keine Grippeerkrankung oder verstorbene Großmutter.
- Alkoholverstecke zu leeren bringt nichts. Der Süchtige wird einfach wieder einkaufen gehen.
- Machen Sie keine leeren Drohungen. Kündigen Sie nicht an, auszuziehen, wenn Sie es nicht tun werden.
- Lassen Sie sich nicht von der Sucht beherrschen. Sie haben immer noch Ihr Leben, das Sie selbst leben müssen.
- Sie sind nicht der Babysitter des Süchtigen. Wenn Sie das Gefühl haben, sich trennen zu müssen, weil Sie es nicht mehr aushalten, dann tun Sie es.
- Zeigen Sie dem Süchtigen, dass er Ihnen wichtig ist. Selbstvertrauen ist oft ein großes Problem.
- Geduld! Nach einem einzigen Gespräch wird sich noch nichts ändern. Es wird viel Zeit und viele Gespräche dauern, bis die Einsicht kommen wird. Versuchen Sie, die Gespräche nicht mit denselben Worten zu führen.

- Meiden Sie Worte, wie *Problem, Sucht, Alkoholismus* oder ähnliches. Sagen Sie lieber Dinge, wie „Ich mache mir Sorgen um dich“.
- Stellen Sie offene Fragen, die nicht nur mit Ja oder Nein beantwortet werden können.
- Während der Behandlung sollten Sie Ihren Angehörigen für jeden noch so kleinen Fortschritt loben und sein Selbstwertgefühl stärken.
- Stehen Sie vollkommen hinter der Behandlung! Wenn Ihr Angehöriger beispielsweise wöchentliche Treffen mit der Selbsthilfegruppe hat, halten Sie ihm den Rücken frei, damit er immer diesen Termin wahrnehmen kann.
- Helfen Sie dem Süchtigen, durch den Prozess zu gelangen. Es kann schwierig sein, Therapien bei der Krankenkasse genehmigt zu bekommen oder Papiere zu beantragen. Unterstützen Sie den Kranken, wenn er damit überfordert ist.
- Vereinbaren Sie mit dem Kranken bestimmte Behandlungsziele. Man wird nicht über Nacht trocken und der ganze Prozess kann anfangs überwältigend sein. Stecken Sie gemeinsam kleine Ziele ab, wie „den Entzug schaffen, etc., damit die Heilung übersichtlicher wird.
- Feiern Sie alle kleinen Erfolge!
- Da eine Alkoholkrankheit oft zum Teil psychischen und beziehungstechnischen Problemen zuzuführen ist, ist es hilfreich, wenn Sie als Fa-

milienmitglied selbst mit dem Therapeuten Ihres Angehörigen sprechen, damit er sich ein besseres Bild von der Situation machen kann. Auch eine Paartherapie ist eine gute Möglichkeit, aktiv zu helfen.

- Lassen Sie sich von der Therapieeinrichtung in einen Notfallplan einweihen, der im Falle von Rückfällen aktiviert werden kann.
- Seien Sie sich der Gefahr eines Rückfalls bewusst, aber meiden Sie es, den Alkoholiker zu bevormunden. Er wird selbst wissen, dass er auf alkoholfreies Bier und Schwarzwälder Kirschtorte verzichten sollte, Sie müssen ihn nicht darauf hinweisen.
- Stellen Sie den trockenen Alkoholkranken nicht unter Generalverdacht, nur weil er mal einen schlechten Tag hat oder unter Kopfschmerzen leidet.
- Suchen Sie selbst eine Selbsthilfegruppe auf. „Al Anon" ist beispielsweise eine Organisation, die speziell für Angehörige und Freunde von Alkoholikern gegründet wurde.

c. Für Chefs und Kollegen

Wenn Sie einen oder mehrere Angestellte oder Mitarbeiter in der Firma haben, die alkoholkrank sind, dann haben Sie viele Möglichkeiten, wie Sie ihnen helfen können. Natürlich ist es zu verstehen, wenn man keinen anderen Ausweg sieht, als die betroffene Person zu entlassen, aber sehr oft kann man etwas tun, um sowohl der Person, als auch der Firma zu helfen.

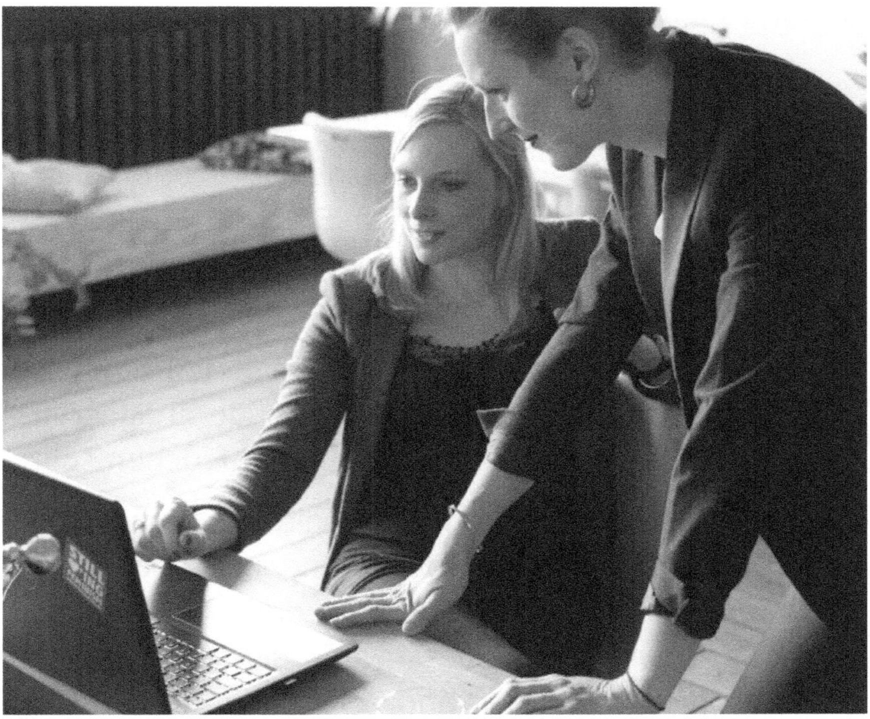

- ❖ Seien Sie nicht verurteilend und halten Sie dem Angestellten keine Predigt.
- ❖ Suchen Sie ein vertrauliches Gespräch.

- Seien Sie nicht vorschnell in Ihrem Urteil. Vielleicht hat der Betroffene gar keine Alkoholkrankheit, sondern ein ganz anderes Problem. Erklären Sie deshalb auch ganz genau im Gespräch, warum Sie glauben, dass der Mitarbeiter alkoholkrank ist.
- Bieten Sie eine offene Tür an. Zeigen Sie dem Betroffenen, dass er Sie jederzeit wegen Problemen bei der Arbeit aufsuchen kann. Druck und Überforderung werden oft als Stigma für Schwäche gesehen und deshalb von Mitarbeitern verheimlicht. Haben Sie Verständnis für Überforderung und finden Sie eine gemeinsame Lösung.
- Falls es in Ihrem Betrieb einen Arzt und/ oder Sozialarbeiter gibt, suchen Sie dort Hilfe und lassen Sie sich beraten, bevor Sie den Mitarbeiter auf das Thema ansprechen.
- Setzen Sie dem Betroffenen eine klare Frist, zum Beispiel, dass er innerhalb der nächsten vier Wochen eine Suchtberatung aufsuchen soll.
- Unterstützen Sie den Mitarbeiter. Entzug und Kur hängen oft mit wochenlanger Krankschreibung zusammen. Zeigen Sie dem Mitarbeiter, dass es wichtig ist, auch wenn er mehrere Wochen nicht arbeiten kann. Zeigen Sie ihm auch, dass der Mitarbeiter nicht von den Kollegen stigmatisiert wird. Da Krankschreibungsgründe nicht öffentlich sind, können Sie auf Bitte des Mitarbeiters hin auch eine völlig andere Begrün-

dung für dessen wochenlange Abwesenheit geben, wie Sabbatical, Pflege von Angehörigen oder ähnliches.

- Halten Sie die Augen und Ohren in der Abteilung offen. Nichts ist schlimmer für einen Suchtkranken, als eine weitere Schwächung des Selbstwertgefühls durch Getuschel hinter dessen Rücken.
- Halten Sie Alkohol von Betriebsfeiern fern! Man kann auch tolle Feiern mit Cola und Punsch veranstalten.
- Übrigens: abgesehen von verminderter Arbeitsleitung fällt der gesetzliche Versicherungsschutz bei Trunkenheit am Arbeitsplatz weg. Es zahlt sich also für Ihre Firma aus, proaktiv zu sein und Suchtberatung und -prävention anzubieten.

7. Ihr persönlicher Weg zum gratis Online Coaching

Durch das Buch erhältst du zusätzlich Zugang zu einem gratis Online Coaching. Solltest du Fragen haben oder Tipps benötigen, kannst du uns jederzeit kontaktieren. Deine konkreten Fragen kannst du sehr gerne an folgende E-Mail Adresse adressieren:

bkwmmedia@gmail.com

Wir werden uns persönlich unverzüglich um deine Anliegen kümmern, und dir zeitnah und völlig kostenlos mit Rat und Tat zur Seite stehen.

Liebe Grüße

Johanna, Norman und Klaus (Addiction Aid)

8. Impressum

wird vertreten durch

Auctum Media
Schönbuchstraße 49
70565 Stuttgart-Rohr

Erscheinungsjahr des Buches: 2020

Bildquellen: unsplash.com, icons8.de

Statistikquellen:

http://www.euro.who.int/en/health-topics/disease-prevention/alcohol-use/do-you-drink-too-much-test-your-own-alcohol-consumption-with-the-audit-test/take-the-audit-test-now (Stand Juni 2020)

https://www.bpb.de/apuz/31101/alkoholsucht-und-familie-kinder-in-suchtbelasteten-familien?p=all (Stand Juni 2020)

https://unternehmer.de/management-people-skills/158573-alkohol-arbeitszeit-berufe-konsequenzen-loesungen-infografik (Stand Juni 2020)

Printed in France by Amazon
Brétigny-sur-Orge, FR

19267978R00058